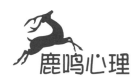

鹿鸣心理

U0190711

关灯就睡觉

哈佛医学院高效睡眠指南

［英］格雷格·D.贾克布◎著
Gregg D.Jacobs

杨小虎 刘欢 朱宁◎译

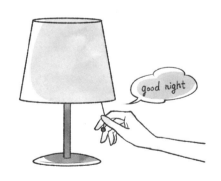

重庆大学出版社

推荐序

初次和格雷格·D.贾克布博士见面，他开创性的研究成果就给我留下深刻的印象。那时，他刚完成博士阶段的研究——放松技巧对脑电波的影响，并正在申请我在哈佛指导的一个博士后基金项目。我欣然接受了他，不仅为他提供了研究基金，还邀请他加入我的研究团队，一同深入印度和锡金，对藏僧的冥想术进行生理研究。

那以后不久，运用放松和其他认知行为技术对失眠进行非药物治疗，就成为贾克布博士研究的重心。最终，他研究出一套经过科学论证的疗法，这种疗法是唯一一套不用药物就能帮助失眠患者重拾睡眠的方法。通过这种疗法，100%的患者睡眠质量得到改善，75%的患者成为睡眠正常者，90%的患者减少或停止了服用安眠药。

运用这项疗法，贾克布博士于1991年在波士顿哈佛医学院附属的女执事医院启动了行为医学失眠治疗项目。这实属美国非药物失眠疗程的首创。从那时起，贾克布博士向成千上万的人讲授失眠疗法课程，对象包括他自己的患者、大公司员工以及保健护理师。行为医学失眠治疗项目大获成功，美国国立卫生研究院（NIH）专门为贾克布博士提供了4年的研究经费，用来比较他的治疗失眠的方法与药物治疗两者的疗效。作为贾克布博士的导师，看到他成为如此出色的科学家和临床医师，我感到十分骄傲。

　　《关灯就睡觉：哈佛医学院高效睡眠指南》的出版使各地饱受失眠折磨的患者都可以受益于贾克布博士的疗法。在这本书中，贾克布博士利用不同案例和互动练习，清楚、具体地告诉你为了战胜失眠，你需要做什么以及应该如何去做。他以浅显易懂的文字，实际可行和循序渐进的方法，巧妙地指导你完成6周精心安排的课程来克服失眠。此课程与他在哈佛医学院所采用的课程完全一致。同时，你还会发现，阅读本书不仅能帮助你治疗失眠，还可以帮助你提升自我和改善生活，你将会掌握经科学论证的放松方法和减压技巧，从而帮助你更好地控制身心，使身体更健康，心情更愉悦。

　　《关灯就睡觉：哈佛医学院高效睡眠指南》一书反映了贾克布博士对病人的责任和奉献，同时也展现了他身为临床医师和科学家的经验、热忱和智慧。他的治疗方法指明了失眠治疗的未来方向，同时希望该方法能够为所有医疗保健人员所采用。世界各地的失眠患者终于找到了一种安全而有效的安眠药替代选择。这套方法已经改变了贾克布教授过的许多病人的生活，我相信它也将改变你的生活。

——赫伯特·本森，医学博士

马萨诸塞州，波士顿

作者序

睡眠科学新形势

10 年前，我写了《关灯就睡觉：哈佛医学院高效睡眠指南》一书，自那以后，有关失眠的许多新发现和发展进一步充实和提高了书中所讲解的技巧。现在，大约 60% 的成年人声称经常性失眠，并且睡眠不足也获得了更为广泛的研究。一方面，市面上涌现众多新安眠药；另一方面，非药物失眠疗法也快速发展成为正规治疗法（即认知行为疗法，简称"CBT"）。

但是，古话说得好，"事情越是变化，就越是一成不变"。在强大的广告轰炸下，新生代安眠药在市场上广受追捧，却仍然没有摆脱以往的缺陷和副作用。相比之下，CBT 比安眠药更加有效。的确，在三次 CBT 和安眠药的直接疗效对比（包括我自己在哈佛医学院的研究）中，CBT 大获全胜。其他研究也显示，较之安眠药，失眠患者更喜欢 CBT。

尽管睡眠领域有了这项新研究，但我 10 年前所写的 "8 小时睡眠谬论" 仍然站得住脚。实际上，大部分人并不需要 8 小时睡眠，而且现在的研究表明，保持 7 小时睡眠的人通常比 8 小时睡眠的人更加长寿。然而，一些科学家和媒体仍旧一味散播有关睡眠不足的谬论，这虽然提升了公众的睡眠意识，却给失眠患者带来无端的恐惧，甚至加剧他们的睡眠问题（当然，这倒合了制药公司的意）。更为糟糕的是，关于失眠的新研究很少应用于失眠患者。这难解之谜的本质表明，我们对失眠的了解还远远不够。

我们仔细地看看这项重要的新研究吧！

10 年前，CBT 刚成为安眠药外的另一种可行选择后，一些重要的医学期刊发表了众多研究，这些研究表明，从长远看来，CBT 比安眠药更加安全和有效。例如，20 多项研究的分析显示，CBT 比安眠药能更快帮助患者入睡，而且不含任何副作用。另外一个重要的综述性研究显示，60 多岁的高龄患者服用安眠药产生的副作用远高于其带来的好处。事实上，老年人出现不良反应的可能性是年轻人的两倍，比如短期失忆、头痛、日间倦怠、恶心、眩晕，甚至更容易发生车祸。2005 年，美国国立卫生研究院一场关于失眠的 "科学新形势" 会议表明，没有任何证据证明 CBT 有任何副作用，而且直到现在亦是如此。

自 1999 年，有三项研究将安眠药和 CBT 进行直接对比，三项研究都证实 CBT 更加有效。在美国国立卫生研究院基金的资助下，我和同事们在哈佛医学院进行了其中的一项研究。该研究将CBT和最为广泛使用的安眠药安必恩进行比较，结果表明，CBT的短期（4周）和长期（1年）疗效都远胜于安必恩。此外，安必恩只有在服用时才能起到一定作用，患者一旦停药，药效也就一同消失。我们还发现，80%的患者在CBT的帮助下更快入睡，大半的患者能够和睡眠正常者一样快速入睡。

我的临床工作一致显示，90%的患者在CBT的帮助下减少或停止了服用安眠药。由于这些新发现，《新英格兰医学期刊》、英国医学杂志《柳叶刀》、《消费者报道》以及美国国立卫生研究院、美国心理学会力荐CBT为治疗慢性失眠的首选疗法。

然而，失眠治疗仍旧受阻。虽然失眠是最为普遍的睡眠问题，但其所获美国联邦研究经费却低于其他睡眠紊乱问题。2004年，美国国立卫生研究院对失眠研究的拨款不足睡眠紊乱研究经费的3%。与此相对应，同一年，睡眠呼吸暂停综合征所获经费大约占睡眠紊乱研究经费的20%。可见失眠的研究经费远低于其他睡眠问题的研究经费。

同样令人不安的是，由于种种原因，绝大部分的美国人都无法获得CBT治疗。第一，执业临床医师在提供CBT治疗时通常要收取费用，但是没有医疗保险的患者却难以承担治疗费用。第二，由于缺乏训练机会，美国仅有几百名熟练的CBT专业人员。第三，睡眠诊所往往是胸腔医生坐诊，他们是治疗睡眠呼吸暂停综合征的专家，却不善于治疗失眠。第四，CBT不像其他安眠药物一样到处打广告，许多医生和患者并不了解CBT。面对这些挑战，一些自助方法应运而生，比如我在这本书中推荐的以及在网上提供的在线互动疗法。这些新一代的 CBT 干预措施旨在让更多的失眠患者得到治疗。研究已经证实，自助 CBT 疗法对治愈失眠同样有效。

CBT 疗法确实是一种确切可靠的疗法，但各种各样新安眠药如安必恩 CR、索纳塔、雷美替胺和鲁尼斯塔铺天盖地的广告，将这一好消息淹没其间，让人们根本无法认识到 CBT 的意义。从 20 世纪 90 年代后期开始，失眠患者就可以轻易地获得安眠药（1992 年起，患者就可以轻易买到安必恩，现在，它已然成为治疗失眠的非处方药）。安眠药的广告更是铺天盖地，无孔不入。还有谁没在鲁尼斯塔广告上见过嗡嗡叫的飞蛾或者安必恩广告上滴答滴答的闹钟呢？虽然安眠药处方开具数量从 20 世纪 70 年代到 20 世纪 90 年代初有所下降，但是大量直面消费者的广告投入导致安眠药处方开具数量急剧上升：2000—2005 年，安眠药处方数量增加了 60%，仅 2005 年里，就开具了 4 300 万张安眠药处方。现今，广告投入仍在继续。2007 年，鲁尼斯塔、安必恩和雷美替胺的制造商们在广告上投入了 6 亿美元，仅鲁尼斯塔每天的广告总费用就一度超过了 100 万美元。安眠药的广告费用在所有种类的药物中居首位。现今，安眠药的年度市场值达到 45 亿美元。安眠药制造商以广告信息诱导患者，让患者以为只要服用他们推出的安眠药，睡眠问题就不复存在。

这些安眠药制造商并不想让你们知道，许多包括安必恩 CR 和鲁尼斯塔在内的新药物与前一代药物一样具有风险，比如日间嗜睡、难以察觉的认知障碍、眩晕、步伐不稳、协调能力丧失、酒精依赖以及医生口中的"反弹性失眠"（一旦患者停止用药，失眠就再次出现，甚至连续几天比服药前更为严重）。更有甚者，少数情况下会出现梦游或梦中驾车、短期健忘或记忆差错、幻觉和药物滥用的症状。因此，美国食品药品监督管理局（FDA）要求在药物标签上注明"安眠药可导致怪异和危险的举止"（人们主要将睡吃和睡驾归咎于安必恩，可能是因为安必恩在市面上的时间最长，服用人群最广）。

正是由于这些副作用，安眠药仍旧被归类为管制药物和处方药。较之以往的安眠药物，安必恩、鲁尼斯塔、索纳塔和雷美替胺这四种新药在一定程度上可能不会导致药物依赖和滥用，但是有报道称安必恩会导致药物滥用和依赖（可能这也是因为安必恩是迄今为止服用人群最广的安眠药）。一些研究表明，作为处方药服用的前代安眠药（如替马西泮、氟西泮）更容易导致隔日嗜睡、头昏眼花、药物依赖和"反弹性失眠"，但是将新安眠药和以往安眠药进行直接对比的研究却寥寥无几，而且并没有证明新安眠药更加安全。

此外，尽管大部分安眠药未经检测或批准可长期服用，许多人仍然长期服用安眠药。2/3 的患者服用安眠药超过 1 年，1/3 的患者服用安眠药超过 5 年。然而，对这些药物副作用的检测有限，且仅限于短期服用的副作用检测。由于许多药物仍然十分新，它们的长期副作用可能好几年都无从得知。

美国加州大学圣地亚哥分校和加利福尼亚州拉荷亚斯克利普斯医疗中心的丹尼尔·克里普克总结认为，安眠药可增加死亡风险，这是安眠药令人担忧的一大潜在副作用。例如，在一项以100 多万人为对象的研究中，每夜服用安眠药者的死亡率是不服用者的 1.25 倍。夜间服用安眠药与每天吸食一包烟一样具有高风险。自 2008 年以来，15 项流行病学研究都发现，安眠药服用会增加死亡风险，却没有任何一项研究表明安眠药会降低死亡风险。其中的三项研究明确发现，服用安眠药会增加癌症死亡风险。这些研究大部分主要着眼于较老的巴比妥酸盐类和苯二氮䓬类安眠药物，如氟西泮、三唑仑、替马西泮，但其中一项研究表明安必恩也会带来死亡风险。

随着新一代安眠药的诞生，安眠药的疗效并没有多大改变。到目前为止，几乎没有研究直接对比新药和旧药的功效，因此没有证据表明新安眠药比以往的安眠药更加有效。然而，大量研究却表明新一代安眠药和以往的安眠药一样效果平平。在美国国立卫生研究院的资助下，一项对安眠药研究的荟萃分析于 2006 年发表，分析发现一些如安必恩、鲁尼斯塔和索纳塔之类的新药在实验室里确实比安慰剂药丸更为有效，但结果并不具有太大说服力。整体看来，较之安慰剂，安眠药仅仅将平均入睡时间缩减了 10 分钟，总睡眠时间大约增加了 10 分钟。此外，安眠药实际上并不能改善睡眠。由于安眠药可导致失忆，人们就不记得清醒时的情况，这让他们误以为大部分安眠药物改善了睡眠，但必须记住，大多数研究仅仅评估了安眠药几周的功效，可能高估了安眠药的长期效力，低估了副作用！

对两种主要的安眠药——安必恩和鲁尼斯塔的进一步研究更加证明了这些新药并无太大效用。在哈佛医学院的研究中，我发现连续 4 周时间，夜服安必恩与安慰剂相比，入睡时间仅仅快了 20 分钟，而一旦中断，则会减少 5 分钟。换言之，安眠药改善睡眠的效用并不持久。

鲁尼斯塔广告宣称可以帮助大多数人快速入睡，整夜熟睡，每天拥有 7 ~ 8 小时睡眠。事实上，这都是信口胡诌。对鲁尼斯塔的最初研究由该药销售商塞普拉柯的顾问和员工完成，该研究表明鲁尼斯塔只能保证每晚 6 小时睡眠。夜间，鲁尼斯塔服用者至少要花 45 分钟才能入睡，中途醒后又得花 45 分钟才能入睡，可见鲁尼斯塔根本不能治愈失眠。不仅如此，鲁尼斯塔和安必恩一样仅能让患者入睡时间比安慰剂快 20 分钟左右，但是这些小改变仅仅具有统计意义，却没有临床意义。此外，即使在有偿的情况下，40% 的鲁尼斯塔服用者也中途退出了研究。最后，脑电图记录或其他客观测量睡眠的方法都无法证明鲁尼斯塔具有任何实际效果。

更糟糕的是，许多医生开具的安眠药都属于"标示外"使用，这意味着这些安眠药在未经检测或批准的情况下就用于治疗失眠。2005 年的一项研究表明，在十大最常用的治疗失眠的处方药物中，仅有安必恩、替马西泮和索纳塔是治疗失眠的批准药物，而另外七种药物（曲唑酮、阿米替林、瑞美隆、思瑞康、氯硝西泮、羟嗪、阿普唑仑）是用于治疗焦虑或抑郁症而非失眠症的批准药物。药品核准"标示外"使用这些药物就意味着患者所服用的处方药并不见得比安慰剂更加有效，在长期使用下甚至会产生剧烈的副作用。（"标示外"药物使用十分普遍，开具"标示外"药物也是医生的特权，医生所开具的药物中，多达 1/5 的药物都属于"标示外"使用。）

倘若这些安眠药有这些缺陷、副作用，而且缺乏临床疗效，那为什么还深受医生和患者的青睐呢？这主要是因为直面消费者的广告让公众深信了安眠药的安全和有效。制药公司也通过以下方法控制医生、媒体和公众的信息获取以达到目标：

- 为了使药物看起来更加安全和有效，所进行的临床试验、数据分析和研究发表都尽力放大安眠药的益处，弱化其副作用；
- 专注于微小益处的统计意义而忽略这些益处的临床无效性；
- 隐藏负面研究（FDA 只会在药物公司的批准下发表负面研究）；
- 雇请公关公司和科学家作为顾问和发言人，将有失偏颇的研究鼓吹为"突破"。

就对鲁尼斯塔的研究而言，许多关于该药物良好疗效的出版物都是由公司代表写成的，为了增加可信度，有时他们会将这些功效归功于科学家的学术研究成果。几乎所有安眠药相关研究的资金都来源于安眠药经销公司，因此制药商所发表的研究具有很强的倾向性，往往突出安眠药的良好疗效。以我们对安眠药的有限知识，可以看出有关安眠药的宣传都是偏离事实的。遗憾的是，医生、媒体和患者对这些信息都全盘接受。

现今，许多科学家以及包括我在内的临床医师不再将制药公司所资助的研究视为可靠信息来源，而是将它们视为隐蔽营销策略，你也应该这样做。在你读到或听到关于安眠药的信息时，你要保持怀疑的态度，你也要明白经常使用安眠药会带来未知的风险。

如果你正在考虑服用或当前正在服用安眠药，就得对以下指南有所了解，这些指南都是基于最新研究。

如果您 60 岁或年纪更大，你应该采用 CBT 而不是靠服用安眠药来治愈自己的慢性失眠，因为安眠药的副作用大于益处。

任何年龄的患者都应该避免服用像替马西泮、氟西泮、阿普唑仑、氯硝西泮、劳拉西泮一类的苯二氮䓬类老药。新一代像安必恩、鲁尼斯塔、索纳塔这样的安眠药类似于苯二氮䓬类药物，但是服用后引发的隔天不适和药物依赖性少于苯二氮䓬类药物。不到万不得已，医生不应该开具苯二氮䓬类药物来治疗失眠。许多睡眠专家认为，既然患者可以购买到依赖性更弱的新药物，苯二氮䓬类药物就不应该在睡眠药物中占有一席之地了。如果你的医生认为你的失眠是由焦虑造成的，并且开具用于抗焦虑的苯二氮䓬类药物（如氯硝西泮或劳拉西泮），你就应该想到新一代的 SSRI（选择性 5- 羟色胺再摄取抑制剂）药物（如艾司西酞普兰和西酞普兰）不会带来药物依赖性，因此是治疗焦虑症更好的选择。

你应该谨慎对待安眠药物（如瑞美隆和曲唑酮之类的）的"标示外"使用。没有任何证据显示其对治疗失眠具有疗效，它们的功效仅仅相当于安慰剂，但其副作用却不可低估。

最后，新证据表明 CBT 能够有效帮助患者减少或停止使用药物。加拿大魁北克拉瓦尔大学的查尔斯·莫林博士对此进行了研究。他的研究表明，采用 CBT 疗法的同时，根据第 3 章中所描述的技巧逐渐减少药物使用，85% 长期夜服苯二氮䓬类安眠药物的患者可以停止安眠药的服用。他还发现 90% 的患者在 CBT 的治疗下减少或停止了安眠药物的服用，这与我的发现如出一辙。

研究还表明，中断服用安眠药可以改善认知功能。

令人遗憾的是，在过去的 10 年中，"8 小时睡眠"的主张导致安眠药的广泛使用。虽然许多人知道他们不需要 8 小时睡眠，也无法睡够 8 小时，但是一些科学家和媒体不断地向大众暗示：所有人至少要保证每夜 8 小时的睡眠，如若不然，"睡眠债"可能引发健康问题。大量新研究强有力地表明，事实并非如此。

在一项 100 多万成年人参与的重大研究中，加州大学圣地亚哥分校的丹尼尔·克里普克博士和他的同事测量了睡眠持续时间和死亡率的关系。他们发现，每晚保持 7 小时睡眠的人，在 6 年中死亡率最低，而保持 8 小时睡眠或睡眠时间更长的人在同阶段的死亡可能性更高。另外两项涉及 8 万多名研究对象的重大研究不仅再次验证了这些发现，而且进一步表明 8 小时或更长时间的睡眠实际上会增加死亡风险。在其中一项研究中，保持 9 小时睡眠的人比 5 小时睡眠的人更易死亡，保持 10 小时甚至更长时间睡眠的人比 4 小时睡眠的人更易死亡。这些研究都发现长时间睡眠比短时间睡眠更容易导致死亡。

大约 20 项流行病学研究都发现了一种 U 型曲线，该曲线反映了睡眠持续时间和死亡率的关系。由曲线可知，7 小时睡眠的死亡率最低，死亡率随着睡眠时间的逐步缩短和增加而上升。然而，较之其他生活因素，如体能活动不足、吸烟和压力，睡眠时间对健康的影响则相对微弱。此外，众所周知，吸烟、喝酒、缺乏运动等因素会导致死亡，如果控制好这些因素，睡眠时间短产生的影响就微乎其微了。与此相反，大量研究都一致表明，即使控制了吸烟和其他相似因素，睡眠 8 小时或超过 8 小时都会增加死亡风险。

此外，一些研究普遍声称，睡眠不足与糖尿病、肥胖症、免疫功能下降密不可分。在一项针对年轻人的小型研究中，研究对象每晚睡眠时间不足 4 小时或超过 9 小时，持续一周后，研究发现睡眠时间不足 4 小时会引发胰岛素抵抗（机体利用葡萄糖的能力下降，也是糖尿病的前兆），而 9 小时睡眠则不会。然而，这些有关糖尿病的发现却并不是成熟的研究，原因如下：第一，由于没有更大的样本分析重现这些研究结果，因此这些发现也许并没有临床意义；第二，年轻的实验对象更容易受睡眠不足的影响；第三，由于大部分人每晚睡眠既不会超过 9 小时，也不会少于 4 小时，因此将超过 9 小时睡眠与少于 4 小时睡眠进行对比研究非常不切实际；第四，压力也会引发胰岛素抵抗，甚至对健康的不利影响远大于失眠，因此研究进程过于紧凑也会影响研究结果；第五，研究并没有显示失眠与糖尿病的必然关联。实际上，过去 20 年里，我所治疗的 1 万名失眠患者中，患糖尿病的人寥寥可数。最为重要的是，最近一项研究发现，每晚睡超过 8 小时的人比睡眠不超过 5 小时的人更容易患糖尿病，这让睡眠时间与糖尿病的关系变得扑朔迷离。

一些研究发现体重增加与睡眠时间短有关，因此人们猜测睡眠不足与肥胖症也有关系。然而，没有研究能够有力证明睡眠不足和肥胖症间有因果关系，也没有数据能够让人相信，失眠患者更容易患上肥胖症。此外，U 型曲线也同样适用于睡眠持续时间和体重的关系：睡眠时间太短或太长，就越容易增重。简单来说，睡得少的人发福是因为清醒时吃的东西多，而睡得多的人则是因为锻炼时间太少。

一些关于睡眠不足的研究表明，习惯 8 小时睡眠的人如果只能睡 4 小时，免疫系统功能就会受到抑制。然而，在日常生活中睡眠轻微减少是常态，保持 7 小时或 8 小时睡眠的人也会偶尔睡眠不足，没有研究证明这会导致免疫功能下降。另外，研究虽然发现了免疫抑制，却没有表明这种抑制会引发疾病；如果免疫抑制确实会引发疾病，就会在失眠患者身上发现许多免疫相关的健康问题，但是我们并没有发现这些问题。既然压力会影响健康，那么免疫功能下降也许是源自实验过程中的压力而非失眠本身。

最后，一些科学家表明睡眠与锻炼一样对健康至关重要。实际上，睡眠和健康方面的研究在初始阶段就与体能活动和健康方面的研究进行了比较，而且清楚地表明体能活动对健康影响显著。哈佛大学公共卫生院流行病专家胡丙长博士认为，锻炼对所有人都益处颇大，唯有锻炼具有魔法般抗击疾病的效果。锻炼可以降低患心脏病、中风、高血压、糖尿病、肥胖症、抑郁症、痴呆症、骨质疏松症、胆结石、憩室炎、易跌倒病、勃起功能障碍、周围性血管疾病和 12 大癌症的风险，而体能活动不足则会引发心脏病、高血压、中风、糖尿病、骨质疏松症和多种癌症。这就不难理解：据估计，缺乏运动引起的慢性疾病在美国直接造成了每年 25 万起死亡事件（每八起死亡事件中便有一起死亡源于此），也不难理解锻炼在预防多数慢性疾病和减少患病率的同时增加人的寿命和活力，减少了数 10 亿的医疗保健费用。然而，没有数据表明，适量睡眠对健康具有类似作用。既然体能活动有这么多益处，看来美国人应该将额外的时间用于锻炼而不是睡觉。

现在断言睡眠不足会引发慢性疾病或断言我们需要 8 小时睡眠来保持健康为时尚早。由于没有可靠证据显示失眠确实会引发健康问题，《新英格兰医学期刊》以及美国国立卫生研究院的"科学新形势"大会在探讨失眠时，没有将发病率和死亡率的上升归结于失眠。要断言睡眠不足正在损害我们的健康需要十分过硬的证据，但在此之前，这种言论会让更多人因焦虑陷入失眠和服用安眠药的牢笼。

一些睡眠专家和媒体也不断争论说，每晚睡眠不足 8 小时会对日间行为力造成可怕影响。失眠确实会影响行为力，但是近期的研究并不支持这些说法。

研究发现，习惯 8 小时睡眠的人持续一周每晚都睡 6 小时或连续几日睡眠都不足 4 小时，那么行为力（包括问题解决能力、反应时间、记忆力）就会下滑，其主要原因就是睡眠不足引发的困倦，这在人们处理无聊、单调或需要久坐的工作时尤为突出。然而，其他研究也表明，轻微的睡眠不足影响不大或不会有任何影响，而且大多数研究之所以发现失眠造成行为力下降，是因为这些研究是以年轻、健康且睡眠时间为 8 小时的人作为实验对象。后续研究表明，年纪更小、睡眠时间更长的人更易受失眠影响。其中一项研究以老年人（平均年龄 58 岁）为研究对象，该研究发现失眠并不会对他们的行为力造成多大影响。2008 年的研究发现，老年人（平均年龄 68 岁）似乎比年轻人（平均年龄 22 岁）需要更少的睡眠。由于中年人和老年人才是主要的失眠人群，这说明我们还未能全面掌握失眠的情况。

睡眠不足的影响不仅因年龄而异，也会因人而异。2004 年的一项研究发现，36 小时的失眠后，一些研究对象的神经行为功能遭受了严重损伤，另一些研究对象的神经行为功能仅有轻微损伤。由于这项研究涉及的对象主要为年轻、健康的成年人，因此研究人员相信在范围更广、个体差异更明显的人群中，失眠影响的个体差异更大。这些研究结果表明，失眠的影响并非千篇一律：人们睡眠需求不同，对睡眠不足的反应也就大为不同。

失眠的影响取决于你是否经历过部分失眠或完全失眠，失眠持续的时间，睡眠恢复的可能性以及造成失眠的环境因素。实验室中的睡眠不足通常是指夜间睡眠时间仅为 4 小时，且一周或更长时间内无恢复性睡眠，此种失眠比大部分人日常生活中所遭受的失眠更为严重。如果一个人在应对失眠时动力十足，那么失眠并不会产生相同的负面影响。例如，一个人在处理危机，或作为医生时刻待命，长时间轮班工作或照顾新生儿时，即使睡眠不足，也会精力充沛。如果你是由于假期或社交之类的正面因素而失眠，你也可以积极应对。当然，实验中本身也会产生压力，所以目前尚不清楚，究竟是压力，还是失眠本身导致神经行为功能下降。然而，在现实生活中，压力确实可以导致失眠。事实上，压力是引发睡眠问题的典型原因，因此我们尚不清楚行为力退化是由于失眠，还是失眠背后的压力。

最为重要的是，即使睡眠不足，正如我们所料，会对日间行为力造成影响，这却不适用于失眠患者。失眠患者根本不会像睡眠正常的人一样对失眠作出相同的反应。30 年的试验数据一致表明，睡眠不足和失眠是两种不同的状态。在睡眠不足的情况下，睡眠正常者日间会困倦不已，而失眠患者则不会困倦，而是情绪失常。这就是为什么《柳叶刀》杂志上作出如下评述：即使关于失眠会造成神经行为功能缺陷(警觉性降低、记忆障碍、反应缓慢）的客观证据五花八门，失眠也只会轻微影响行为力。

我们不需要 8 小时睡眠来保持健康，也不需要 8 小时睡眠来确保有效工作。现今许多睡眠专家指出，大部分成年人只需要6 ~ 8小时的睡眠，而一些人可能需要更少或更多的睡眠。你要记住，许多研究都表明，安眠药对日间行为力的不良影响等同于或甚于轻微睡眠不足，因此服用一片安眠药来避免睡眠不足是得不偿失的做法。

既然已经回顾了睡眠方面的重要新研究，你就已经准备好接受本书中的 6 星期疗程，重拾睡眠。该疗程比安眠药更为有效，不仅能帮助你减少或停止服用安眠药，帮助你在身心方面拥有更强的自制力，还能让你意识到克服失眠的关键就在于你自己，这是克服失眠的唯一的副作用。让我们开始吧！

前　言

克服失眠，改变你的生活

本书不仅帮助你克服失眠，还告诉你如何更有效地改变自我，改变生活。

这本书不仅关乎失眠，还会告诉你如何以更根本和更有效的方式改变自我，改变生活。

在这个瞬息万变、压力四伏的世界，失眠已然成为一种流行病。几年前，仅有1/3的成年人抱怨失眠，但现今，一半的成年人都在抱怨，至少3 000万成年人深受严重慢性失眠压力的折磨。

当今社会，尽管失眠无处不在，但没有引起医学界的重视。美国国立卫生研究院为失眠研究拨发的经费非常有限，医学院也几乎没有开设睡眠或失眠方面的课程。因此，倒霉的失眠患者只有两个选择：服用安眠药或继续忍受失眠的折磨。

但是，由于安眠药强烈的副作用，而且长期服用会越来越无效，这使人们逐渐明白，安眠药并非治疗失眠的良方。此外，坦白地说，谁愿意靠服用安眠药来度过余生呢？现在，我们终于知道，本书中的非药物疗法有望循序渐进地治愈失眠。失眠患者总算可以获得早已应得的有效治疗。

虽然关于失眠的文章和书籍已迅速增加，但本书完全是基于作者的科学研究和临床实践。书中的非药物疗法依据我在哈佛医学院 20 年的研究和临床实践，是唯一经科学论证的非药物疗法，可以帮助失眠患者重拾正常睡眠。在这项疗法的帮助下，100%的患者声称改善了睡眠，更有 90% 的患者减少或停止了服用安眠药，这些疗效是安眠药所不能企及的。不仅如此，该疗法没有任何副作用，会显著改善患者的睡眠、情绪和精力，且比安眠药更加安全、实惠和有效。

读完这本书，你不仅可以克服失眠，睡个好觉，还会更加活力四射，心情愉悦，做起事来事半功倍；更加冷静自持，乐观开朗，处理事情游刃有余；更加喜欢与人相伴，别人也更加喜欢与你做伴，人际关系大大改善。

本书也会向你传授经临床试验和科学论证的放松和减压技巧，不但能改善你的睡眠，而且会帮助你：

· 更有效地处理负面情绪以及压力引发的头痛、肠胃问题、焦虑和愤怒；

- 增强免疫系统功能，改善健康；

- 控制身心，身体健康，内心平和；

- 更加积极乐观地思考（这是身心健康得到改善的特征）；

- 了解心态对情绪和健康具有强大影响，以及自己有能力改变和控制身心状况。

学会运用行为医学失眠治疗项目中的技巧来控制睡眠和身心，你将认识到克服失眠的关键在于你自己。你会因此得到力量，更加相信自己的力量，更加感到自信，这是身心健康达到最佳状态的基础。

简而言之，这本书是你全方位改变自我和改变生活的催化剂。

身为临床医师和科学家，我很高兴可以写这本书，与更多的失眠患者分享这项改变众多患者生活的项目。同时，我也感到兴奋，因为虽然行为医学或身心干预疗法现今正有效地应用于许多医疗问题中，但其在失眠领域的应用却可能最为成功，这正是我为什么相信失眠是帮助人们理解心理、身体和健康三者关系的典型病症。

我对这些技巧深信不疑。其实，我也曾有段时间饱受失眠的折磨，亲身体会过失眠所带来的压力，但是运用这些技巧，我成功地克服了失眠！我也体验过这些技巧对身心的强大功效，尤其在放松和减压方面颇具成效。对我而言，这些技巧是帮助自我获得健康和幸福的途径之一。

行为医学失眠治疗项目诞生记

在大学就读心理学专业时，我修了好几门关于生物反馈和放松技巧方面的课程（我将在第 8 章中仔细讲解这些技巧）。在其中一门课程中，我阅读了赫伯特·本森博士的畅销著作《放松疗法》，了解到他的开创性研究。他在哈佛医学院对放松技巧的研究获得了国际认可，且在该畅销书中多有描述。

我十分着迷于本森博士的研究，该研究首次有效证明了人们可以利用心理来控制生理机能。同时，市场上开始推出一种新型放松装置——感觉隔离槽（又名悬浮槽）。这种水槽背后的设计原理非常简单，即在安静、漆黑、温度适中的环境下，在盐水中漂浮，以此达到深度放松。可是，未曾有人对这种水槽进行科学研究，证明其确实有效。我决定自己开展关于放松技巧的研究，并以此为主题，完成了大学毕业论文，并获得优秀。所以，我建了感觉隔离槽，并首次研究了这种水槽对人体的生理影响。

研究中，压力管理门诊的医疗顾问艾伦·贝尔登博士允许我利用诊所中的生物反馈设备，测量水槽对生理机能的影响。我发现定期使用这种水槽确实降低了实验对象的血压和肌肉紧张。当时身为一名大学生，我很荣幸能在科学期刊《健康心理学》上发表这项发现。

我那时正是大学橄榄球队的踢球员，在球赛前一晚，我会躺在隔离槽中，在脑子里一遍遍练习定位踢。我的两个队友也用这种隔离槽在脑中练习冲锋技巧。总的来说，这种方法似乎有效，最终我成为大学联盟的定位球纪录创造者，两个队友也成为明星球员，并参加了职业球队的选拔赛。

我毕业时，贝尔登博士就聘请我到他的诊所里担任压力管理专业医师，并在诊所里安装了隔离槽。接下来的 4 年里，我与贝尔登博士并肩共事，运用生物反馈、放松技巧和隔离槽，帮助病人治愈各种因压力引发的健康问题，包括头痛、胃肠问题和焦虑症。

这项工作为之后的失眠研究工作打下了重要的基础，因为它不仅有力地证明了利用放松技巧，患者可以有效地处理压力引发的健康问题，而且许多患者告诉我，他们可以运用这些技巧帮助自己入睡，晚上睡得更好。

我对这些发现十分感兴趣，几年后，我一进入研究院，就决定围绕放松技巧对脑电波的影响展开自己的博士论文。这项研究是失眠领域的首创，也为我真正的失眠研究打下了基础。我在研究中发现，大学生能够运用放松技巧产生类似于睡眠初期的脑电波模式。我在《行为医学》期刊上发表了自己的发现，运用科学论据证明了放松技巧对大脑的显著影响。

完成博士论文时，我写信给本森博士，描述了我的研究，并希望与他一同从事哈佛医学院的博士后研究。见了我之后，本森博士不仅为我提供了博士后职位，还邀我与他的科学研究小组随行，远行到印度和锡金研究藏僧的冥想术。这些藏僧的冥想功夫十分了得，曾经有电影就拍摄了藏僧冥想时的场景。在 44℃的高温下，僧侣们束着缠腰布，身体包裹在冰水浸过的薄布里，利用冥想力量，升高体温，蒸发薄布上的水分。由于冥想术有助于理解身心控制之法，且在西方医学中有所运用，所以我们想要记录冥想术引发的生理变化。

我们测量了僧侣利用冥想术控制生理活动的水平。在研究中，我的任务是测量僧侣的脑电波变化。我们发现在冥想中，僧侣可以利用精神力量，自主控制脑电波模式和耗氧量，这进一步论证了利用心理控制身体的可能性。随后，我们在《行为医学》上发表了这些发现。

除了参加本森博士的研究队伍，我还受邀成为哈佛医学院儿童医院行为医学诊所的博士后临床研究员。因为职务之便，我有机会运用生物反馈和放松技巧，帮助儿童和青少年处理与压力相关的症状，包括慢性疼痛、头痛、肠道易激综合征、结肠炎和高血压。这项工作让我对放松技巧和身心控制技巧在临床问题上的应用越发感兴趣。

大约在这个时候，哈佛医学院睡眠紊乱领域的专业医师保罗·罗森博格联系到我，询问我是否能够将放松技巧方面的研究应用到失眠领域，帮助失眠患者。我意识到这是研究流行健康性问题的绝好契机，所以我决定走上这条路，并将这项研究作为博士后研究中的一部分。

在回顾了放松技巧和非药物疗法在失眠运用方面的现存科研成果后，两件事变得明晰起来：其一，虽然放松技巧和行为技巧曾在治愈失眠上有所运用，但是至今没有人开展可以帮助失眠患者成为睡眠正常者的有效的非药物干预。换言之，虽然这些研究中的失眠患者的睡眠有所改善，但失眠问题仍然存在。其二，学术上一致认为失眠是思想和行为引起的后天健康问题。

我渐渐相信，我们可以研制出一套非药物疗法来真正帮助失眠患者重获睡眠。因此，我开展了首项非药物干预，融合了放松技巧和其他非药物技巧，治疗导致失眠的思想和行为问题。

之后，我与罗森博格博士及其他同事共同开展了一项科学研究，测试这种干预的有效性。从睡眠日志中，我们发现平均需要80分钟左右才能入睡的患者在这项非药物疗法的治疗下，20分钟内就可以入睡。我在《行为矫正》期刊上发表了这项研究，首次证明通过非药物技巧，可以帮助失眠患者重获睡眠。

在这些发现的鼓舞下，我改良了这些技巧，接着开展了另一项科学研究。在这项研究中，我运用脑电波记录，将睡眠良好者和该疗法下慢性失眠患者的脑电波进行对比。虽然这些失眠患者每晚平均需要75分钟才能入睡，失眠情形平均持续了11年，但是在这种疗法的帮助下，这些失眠患者获得了以下非凡的成绩：

- 他们学会在20分钟内入睡，与睡眠良好者无异；
- 他们的睡眠质量、情绪和日间行为力都显著提升，与睡眠良好者相当；
- 从较慢的脑电波可以看出，他们在床上时，心里更加放松；
- 在长期的后续追踪下，他们仍然保持良好的睡眠。

我在《行为疗法》杂志上发表了这项研究，再次验证失眠患者可以通过自然、安全、非药物的技巧恢复正常睡眠。

1989年，完成博士后工作后，本森博士任命我为哈佛医学院医学系的专职讲师，并邀请我到女执事医院的行为医学部门工作。接下来的 7 年里，以非药物失眠干预为基础，我开展并领导了行为医学失眠治疗项目。运用这项项目的方法成功治愈了许多患者后，我开展了后续科学研究，实验表明所有患者，无论是夜晚无法入睡，还是睡眠中清醒后无法重新入睡者，都在该项目的帮助下改善了睡眠。此外，后续追踪发现，大部分患者的睡眠持续改善。这些失眠患者饱受失眠折磨的时间平均长达 10 年，在接受我提出的项目方案前，大部分都尝试过心理疗法和安眠药，但都没有成效，因此，我在《美国医学杂志》上发表的这些成果是异常可观的。

现在，成千上万的人都已接受了本疗法，包括当前正在贝斯以色列女执事医疗中心接受治疗的失眠患者、健康保健专家以及如富达投资集团、锐步国际公司、约翰·汉考克天安人寿保险公司、得克萨斯州仪器和莲花公司这些重要企业的员工。本项目也一直在不断改进，最终发展成为本书中分步骤的自助式失眠疗法。

本书实用性强，浅显易懂，简明扼要地解释了克服失眠所要了解的一切，主要分为三个部分：

第一部分分析了为什么药物治疗失眠令患者大失所望，详细分析了为什么安眠药不是解决之道；同时还回顾了我的项目的研究，解释了这项疗法的效用及其取得开创性成果的原因。你将会了解有关睡眠方面的基本事实，这有助于你了解和运用这些技巧，逐渐培养对睡眠的掌控感。你也会学习如何评估自己的失眠，识别失眠背后的原因，弄清究竟是身体还是心理健康问题导致失眠。

我还评估了各种各样的安眠药及其副作用，尤其着重阐述了如何停止服用安眠药。

第二部分探讨了促进睡眠的保健习惯。通过改变对睡眠的认识（认知重构），你会睡得更好，并养成健康的睡眠习惯。该部分也探究了如何利用锻炼、食物和灯光来改善睡眠以及如何将酒精、咖啡因和尼古丁的有害作用降到最低。

第三部分综述了关于压力及其对睡眠影响方面的最新科学研究。该部分探讨了三种缓解压力和加强身心控制的方法，帮助你改善睡眠，提升健康状况。这三种方法分别是放松、认知压力调试技巧以及抗压态度与观念的培养。

第二部分和第三部分共有 6 个章节，刚好适用于 6 周的疗程治疗。虽然本书是为那些长期无法入睡或夜晚经常醒来的人量身打造的，但也适用于那些希望避免偶尔失眠问题发展成慢性失眠问题的人或纯粹只想睡得更好的人。如果你想要学习减压技巧，加强对身心和健康的控制，你同样可以采用第三部分中所提及的方法。

周数	章节	题目
第一周	第 5 章	改变你对睡眠的想法
第二周	第 6 章	养成助眠好习惯
第三周	第 7 章	影响睡眠的生活方式与环境因素
第四周	第 8 章	放松疗法
第五周	第 9 章	学会忘却压力
第六周	第 10 章	树立减压、助眠的态度与观念

虽然这项疗法简单易学，但是你必须将疗法付诸实施才能充

分发挥其效用。例如疗法中所提及的锻炼、减肥或调整其他生活方式都需要一番努力和行动。虽然实践起来并不像服用安眠药那样简单，但是结果却优于安眠药，你会一夜好眠，强化身心控制，更加幸福安康。这绝对是你一生中绝佳的时间投资！

为了帮助你成功运用该疗法，我分享了一些患者的案例，告诉你如何运用这些技巧克服失眠。书中还涉及互动练习，包括 60 秒睡眠日记和一周进展简报，以加强你对技巧的了解和运用。

附录中介绍了放松技巧，帮助你巧妙处理时差和轮班以及改善婴幼儿的睡眠。

在为数不多的几天中，你会重获一夜好眠的快乐。几周后，你的情绪和精力会得到改善。在疗程末期，你会看到一个更强大、更能控制情绪和健康、更能掌控生活的全新自我。

1

开始行动

002   第一章   跟失眠说晚安

011   第二章   睡眠和失眠的基本事实

027   第三章   让安眠药长眠吧

044   第四章   自我评估失眠

2

改变与睡眠相关的思想与行为

070   第五章   改变你对睡眠的想法

088   第六章   养成助眠好习惯

103   第七章   影响睡眠的生活方式与环境因素

3 调适压力，克服失眠

128   第八章   放松疗法

153   第九章   学会忘却压力

169   第十章   树立减压、助眠的态度与观念

附录

193   附录A   管理轮班工作

197   附录B   管理时差反应

201   附录C   婴儿与儿童的睡眠

207   附录D   其他放松方法

致谢

1

开始行动

第一章　跟失眠说晚安

睡觉时间渐渐逼近，艾伦惶恐不安。他知道今晚又是一个难熬的失眠之夜。

每晚一再重复着同样痛苦的折磨。精疲力竭的艾伦爬上床，关了灯，却睡意全无。他越努力入睡，就越翻来覆去难以入睡，越发感到紧张和挫败。一意识到自己睡不着，一波波的焦虑和紧张想法就侵袭着艾伦："我得睡会儿觉，要不明天没法儿工作。"最后艾伦甚至烦恼起生活中的问题：明天的会议、周五的截止日期、公司的裁员、母亲的病。夜晚的孤独寂寞和黑暗更是让一切显得更为糟糕。

即使终于睡着，艾伦也仍不能逃脱失眠的折磨。几小时后，他就醒来，辗转反侧直到太阳升起才重新入睡。

闹钟响了，艾伦挣扎着将自己拖下床，想到这又是疲惫、无助、绝望的一天，不禁愤怒和沮丧起来。

失眠已硬生生地成为艾伦生活的噩梦。

艾伦的痛苦经验听起来耳熟吗？对多数失眠患者来说这并不

陌生，他们终日生活在对失眠无止境的焦虑中，惶恐于失眠对生活的影响。像艾伦一样失眠的人们同样感到无助、无力，失去对睡眠的控制，无法逃脱，最终竟害怕上床睡觉。虽然上床睡觉对大多数人来说是愉快的经历，但它对于失眠患者却是噩梦。

这也难怪！失眠引发的愤怒、疲惫和脾气会波及情绪、工作效率和处事技能，危害家庭和社交生活，剥夺失眠患者的快乐与幸福。每当听到家人或朋友说"你就是胡思乱想"或"放松就好"，失眠患者就会更加挫败或沮丧，甚至可能会开始怀疑自己是不是有"心理"问题。久而久之，失眠患者对自己的情况会感到尴尬，甚至羞愧，自尊心备受打击。

医生和安眠药

忍受失眠压力就够大了，而一些医生对失眠的反应更是雪上加霜。他们很少会问及失眠问题，忽视或直接无视失眠问题的存在。为什么呢？因为失眠问题无所不在，他们仅将失眠作为生活中不可避免且正常的一部分，对它不予理会。

诊治失眠并不是医生接受训练的目的。虽然失眠是当今人们抱怨最多的问题之一，但在整个医学教育中，医生接受睡眠问题方面的训练不足一个小时。最近仍然存在：失眠研究方面的联邦经费九牛一毛，医生根本不能从医学或科学杂志上获取失眠治疗方面的信息，这加剧了医生接受培训不足的问题。所幸情况有所改善，国会和美国国立卫生研究院开始对睡眠和失眠研究拨发更多款项，从我4年研究经费中可窥一斑。

很好理解医生为什么对治疗失眠无所适从。当对某种病症没有把握时，他们会索性放弃治疗。正如睡眠紊乱领域的国际专家、斯坦福大学医学院睡眠诊所的主任威廉·迪蒙特解释道："多数医师害怕慢性失眠患者前来就诊。如果问一群医生，是否有人喜欢治疗慢性失眠，没有人会举手。"难怪绝大部分失眠病例都没有得到诊断或治疗。

现今医学界尚未研发出治疗失眠的有效疗法，这是失眠患者无法向医生求助的另一个原因。直到最近，人们只能采用药物治疗方式，靠服用三唑仑、替马西泮、氟西泮、阿普唑仑、劳拉西泮、氯硝西泮和其他安眠药来治疗失眠。然而，人们不再认为安眠药可以安全、恰当地治愈慢性失眠。安眠药带来的副作用远大于其平平的疗效，且时间一长就逐渐失效。此外，服用安眠药会使人们更加相信治愈失眠需要借助外力，使服用者对安眠药产生身心上的依赖，从而逐渐感到无助、失控、缺乏自信。

最为重要的是，安眠药不能治愈失眠，因为它们无法消除失眠的根源。因此，如果你依赖安眠药，你的睡眠可能会在药物使用期间有所改善，但是一旦停止用药，失眠症又会复发，由此你会徘徊在失眠与服用安眠药反复循环的怪圈中。

既然安眠药有如此多的缺陷，为什么还有那么多医生给患者开安眠药呢？一方面，医生们繁务缠身，又确实不知道怎样治疗失眠，开具安眠药是最快、最简单的方法。另一方面，制药公司的影响深入各个角落，例如，赞助科学会议，在医学杂志上打广告，销售触角伸入各大诊疗室，免费赠送睡眠药物样品，资助医生的研究，这些资助是医生收入的一部分。因此，这些行为可能对医生产生潜在的影响，使他们倾向于开具医药公司制成的安眠药。

另外，当今绝大多数人都认为药物是治疗健康问题的最佳方式，这也促使医生开具安眠药。这种药物治疗方式，集中治疗身体上的病症，在治疗急性和感染性疾病上确实效果俱佳，却并不是治疗当今一些慢性健康问题（如中风、心脏病、关节炎、癌症、失眠、慢性疼痛、精神病）的有效方法，因为这些慢性疾病主要由情绪、行为和生活方式方面等因素所致。

心理疗法和非处方助眠药

一点儿也不奇怪，85% 的失眠患者从未寻求过任何医疗帮助。失眠已经成为一种流行病，侵害着一批批绝望和沉默的患者。这些患者相信医生不是束手无策，就是开具一些令人上瘾的处方安眠药，因此，他们只能自我照料，年复一年，徒然地与失眠斗争，忍受着不必要的折磨。

许多患者已经转而求助于昂贵、耗时的心理疗法，你或许就是其中之一，因为你或你的主治医师相信失眠来自"心理问题"。这种想法不仅会让人感到无助和自尊心受损，也没有科学论据能够证明心理疗法对治疗失眠有效，毕竟大多数失眠患者并没有焦虑症或抑郁症之类的精神问题。这就是为什么将失眠当作精神问题进行治疗不仅注定会失败，还会给失眠挂上"精神"问题的污名。

失眠成为流行病泛滥开来，千万患者开始四处求助，制药商趁机推出大量的非处方助眠药物，如泰诺 PM、埃克塞德林 PM、安诺星 PM。这些产品披着可信赖药物的外衣，避开了处方安眠药相关的各种污名，成为当今销售增长最为迅速的保健品，销售额在 1992 年冲破 1 亿美元大关。然而，并没有科学研究可以证明这些药物比糖片更加有效。

跟处方安眠药一样，非处方助眠药同样有副作用，效果不持久，且会使人们更加相信治愈失眠需要外力援助，这会加剧患者的心理依赖和无助感。最为重要的是，这些助眠药没有对症下药，无法治愈失眠。一旦你停止服用非处方助眠药，失眠将会重新回到你身边。

为了治疗失眠，失眠患者每年额外花费 2 亿美元，用于购买褪黑素，这已然成为最近的自助性狂潮。健康时尚不是什么新鲜事，却很少有"褪黑素狂热"般的轰动效应，狂热浪潮在 1995 年达到顶峰。药店大打"我们有褪黑素"的招牌，媒体和全国性杂志上将褪黑素吹捧为治疗失眠的万灵药，甚至有人吹嘘褪黑素可以治愈心脏病、糖尿病、抑郁症和抗衰老。褪黑素需求量居高不下，供应商们因为备货忙得不可开交。

然而，我们将会看到，"褪黑素治愈失眠"的说法言过其实，并无科学依据。其实，这些说法只是基于一些选定的研究，其中一项研究的主导者竟是褪黑素销售公司的所有者。事实上，失眠者无从得知的是，同样有很多研究表明褪黑素治疗失眠的疗效并不持久。因此，公众不但不能全面获得褪黑素方面的知识，而且所获取的信息有失偏颇。如果你正在服用褪黑素，你就面临着未知的风险。

为什么失眠患者愿意花钱购买褪黑素，把自己的健康赌在未经证实的传言上呢？这可能是因为人们可以在柜台上方便地买到褪黑素，价格低廉，且喊着"纯天然"的口号（铅也是纯天然的，但同样会致命）。再者，人们觉得这种万能药见效快、服用方便，因此全然不能抵抗它的诱惑。

或许褪黑素确实对一些失眠患者有效，但你服用褪黑素就是在拿自己的健康冒险。褪黑素还是一种外力，如果你依赖外力来治疗失眠，就会形成依赖心理。此外，褪黑素和所有药物一样，治标不治本，一旦停止用药，失眠就会卷土重来。

失眠治疗的突破

医学界研发出安全、天然、有效的非药物疗法是失眠患者唯一真正的希望所在。直到现在，这种疗法才诞生。

基于我在哈佛医学院的 10 年研究和临床实践，我研发了书中这套开创性的疗法，该疗法是唯一经科学论证治愈失眠的疗法。这项疗法成果非凡：100% 的失眠患者声称改善了睡眠，75% 的患者成为睡眠正常者；在长期后续追踪里，患者不仅保持良好的睡眠，甚至睡得更好；这项疗法比安眠药更能帮助失眠患者快速入睡。

同样，这项疗法天然、易学、实用，不但没有任何副作用，且疗效恒久。这项疗法还证明，治愈失眠的关键在于自己，这不仅会让患者备受激励和提升自控力，而且更能控制身心，更加幸福安康。

为什么该疗法与众不同

我的失眠疗法之所以成绩斐然，是因为它是基于一项简单却强大的概念：治标先治本。在大多数情况下，失眠的原因通常是一些后天养成且可以去除的思想和行为（习惯），包括：

- 关于睡眠的态度和想法；

- 关于失眠的消极想法和紧张感；

- 对失眠的失控感；

- 锻炼不足或接触阳光过少；

- 上床过早或睡得太晚；

- 努力控制睡眠而不是顺其自然；

- 对压力的消极应对；

- 躺在床上睡不着时，感到挫败和紧张；

接下来是我一个患者的故事，这个故事说明失眠是由想法和行为引起的。听听她的遭遇，是不是很耳熟？

卡萝是一名47岁的护士，自从密友过世后就陷入了失眠。遭受几周失眠后，卡萝开始担心，这让她更加难以入睡。卡萝也开始强制自己入睡，但适得其反，她更加清醒、紧张和挫败。

一个月的不眠之夜后，卡萝开始预设自己睡不着觉，因此一上床睡觉就害怕。虽然她有多年的锻炼习惯，但失眠让她疲惫不堪，因此只能停止锻炼。为了补充睡眠，卡萝尝试在床上多躺些时间，利用周末睡懒觉，但这似乎让睡眠更差。

卡萝非常绝望，于是开始在睡前喝杯酒或服安眠药，但这不仅扰乱睡眠，还使卡萝感到内疚和失控。卡萝整日想着睡觉，加上工作下滑带来的种种压力，失眠问题更加严重。不久，卡萝开始怀疑自己是不是有心理问题，是不是应该看一下心理医生。

　　卡萝来找我看病时，每晚的睡眠时间少于 5 小时，失眠问题已持续多年。因为失眠，她总是感到疲惫和烦躁，人变得越发消沉。她将自己的床视为"敌人"，一度怀疑自己是不是再也无法睡好。

　　随后，卡萝参加了我在女执事医院开设的失眠疗法项目，仅几天后，睡眠就开始改善。6 周后，卡萝停止服用安眠药，轻松入睡，整夜熟睡。最后，她每晚能够睡 8 个多小时，醒来后神清气爽，"重新爱上了自己的床"。不仅如此，她感觉自己更有力量，更加自信，更能掌控自己的身心，甚至卡萝的丈夫都注意到卡萝像是变了一个人。

　　拉里是接受治疗的另一位失眠患者。他是一名 50 岁的律师，还是法学院的学生时，就患上了失眠。虽然拉里很容易入睡，但经常半夜醒来后，几个小时都无法入睡。拉里来找我时，已经患失眠 5 年多了，每晚仅能睡 4 个小时，总是感到精疲力竭、挫败和绝望。

　　接受 2 周的疗法治疗后，拉里多年来第一次整夜安眠。治疗结束后，拉里每晚基本上可以保持 7 小时的睡眠，从睡梦中醒来后也可以轻易入睡。现在，拉里更加平静，更加精力充沛，白天工作效率更高，而且更能掌控自己的情绪和健康。

卡萝和拉里成功治愈失眠靠的是以下多种非药物技巧：

- 将失眠看作后天形成且可以解决的问题；

- 改变对睡眠消极、紧张的想法；

- 更有效地调适压力；

- 诱发放松反应，这种天生的生物反应可以让人自如地产生助眠脑电波模式；

- 利用睡眠相关的积极想法所产生的力量和生物反应；

- 减少在床上的时间，按时起床，以此强化大脑的睡眠节奏；

- 多见阳光，每日在固定时间锻炼；

- 改掉努力睡着的思维习惯；

- 用小睡改善心情，提高效率；

- 培养对睡眠的控制感。

卡萝和拉里的例子说明通过治疗内在病因（大部分情况下是思想和行为），人们可以克服失眠。安眠药和心理疗法并没有针对引发失眠的思想和行为，反而会增强患者对外在疗法的依赖性，降低自控力和自信心，所以不能有效治疗失眠。

你也可以像卡萝和拉里一样改善睡眠，改善生活。接下来本书会告诉你怎样做。

第二章 睡眠和失眠的基本事实

睡眠是我们生活中重要的一部分，但是大多数人对睡眠和失眠了解甚少。睡眠中会发生什么？睡觉的目的是什么？睡眠会随着年龄增长发生变化吗？失眠的种类多种多样吗？失眠是怎样产生的？

不幸的是，我们对这些问题给出的答案常常是基于一些错误信息。在这章中，我们将学习一些有关睡眠和失眠的基本事实，分辨事实和谎言。了解睡眠后，你会觉得睡眠将不再那么神秘，对失眠有一种控制感。要了解和运用以下章节中所描述的非药物技巧，这些知识是必备的。

首先让我们看看睡眠中究竟发生了什么。

睡眠心理学

睡眠的五个阶段

在人类历史上，睡眠曾被认为是一种非活动状态。人一旦进入睡眠就遗忘了外部世界，身心完全停止运转。近几十年来，借助新科技的发展，研究人员可以测量脑电活动（我们称之为脑电波或脑电图），科学家发现睡眠是一种动态现象，有着自己迷人的生命。

一夜好眠中，你闭上眼睛，进入几分钟轻松的清醒状态，脑中思绪飘浮，此时会出现名为"α"的脑电波。在这种状态中，你的思想渐渐游离，身体开始放松，接下来，你会进入第一阶段的睡眠，这是介于清醒与睡眠之间昏昏欲睡的放松状态。你的身体更加放松，肌肉紧张感减轻，呼吸和心跳速度放缓，体温下降，眼睛翻转缓慢，出现了一种更缓慢的脑电波模式，我们称之为"θ"脑电波。在这个阶段中，脑海中会浮现零星的思绪，或有一种类似于做白日梦的感觉。

如果看到有人在无聊的演讲中"打瞌睡"，那这个人可能正处于睡眠的第一阶段。可是，如果从阶段一的睡眠中醒来，大部分人会认为自己只是"眯了会"，并没有睡着。由于我们很容易从阶段一中清醒过来，所以不会将它视为真正的睡眠。

经历了阶段一的几分钟睡眠后，你将进入第一个真正的睡眠阶段，即阶段二。阶段二是比阶段一更深层的睡眠阶段，你的身体更加平静，越来越脱离外界。在这个阶段中，我们的脑电波模式被称为"睡眠梭状波"和"K—复合波"，这是我们对周遭环境"毫无意识"前，大脑企图保持清醒的间歇性反应。由于处于阶段二的睡眠者容易被唤醒，所以人们将阶段二视为浅眠阶段。

经历了阶段二的 30 ~ 45 分钟睡眠后，你就进入深睡阶段，即阶段三和阶段四。这两个阶段中的脑电波模式为十分缓慢的"δ"脑电波，所以这两个阶段被统称为慢波睡眠或深度睡眠。

在这两个阶段中，包括呼吸、氧气消耗、心率、血压在内的生理活动会降到一天中的最低点。深睡时，我们几乎对外界毫无意识，所以很难醒过来。孩子尤其难从深睡中醒来，即使醒来，也会感到昏昏沉沉、迷迷糊糊或晕头转向，一会儿就将醒来的事情忘得一干二净。

45分钟的深睡后，我们又会重新回归到阶段二，几分钟后便进入栩栩如生、感情丰富的有梦睡眠中。从睡梦中醒来后，你几乎可以细致地描绘出梦境中的一切。梦境常常错综复杂、绵延不断，有时生动怪异，有时惊悚恐怖。有梦睡眠又被称为快眼动睡眠（REM），因为做梦时，我们的眼睛会快速转来转去。虽然没有人知道我们是不是真会"紧盯"梦里的一切，但眼球运动似乎确实与梦里的动作十分契合。有些人认为自己从不做梦，但其实每个人都会做梦，只是忘记了大部分的梦。

做梦时，大脑和身体会十分活跃，心率、血压和呼吸率逐渐升高，变得毫无规律。同时，脑电波频率加快，脑血流量急剧上升。实际上，有梦睡眠中的脑电波模式与清醒时相似，因此快眼动睡眠也被称为异相睡眠。

另外，我们还有一项有趣的发现。我们发现，男性阴茎勃起和女性阴蒂充血也出现在REM中，但这些变化可能只是一般的生理觉醒，而非与梦境中的性内容相关。REM中的阴茎勃起常用于测试男性阳痿的本质，确定究竟是生理还是心理问题。如果男性在REM睡眠中没有勃起，那可能是生理上的性无能；反之，则可能源于心理因素。

由于REM是心理和生理活动的活跃期，所以我们更容易从这个阶段中清醒过来，醒后思维也比较敏捷。

在做梦时，身体通常是不能动弹的，仅脸部和手指会有些小小的肌肉抽动。由于做梦时身体的大部分肌肉都会暂时瘫痪，我们显然不能做出梦里的动作。因此，也可以说 REM 是大脑活跃在一个瘫痪的身体里。

一夜酣睡中，我们渐渐从阶段一过渡到阶段四，然后进入 REM 阶段，整个过程大概 90 分钟。睡眠良好的人会在一夜中经历四到六次这样的睡眠周期，5% 的时间集中在阶段一，50% 在阶段二，20% 在深度睡眠阶段，25% 在 REM 中。不管你上床的时间是在晚上 9 点或 11 点，还是凌晨 1 点，睡眠始终会保持这种循环模式。

睡眠初期，深度睡眠阶段持续时间更长，有时会持续一个小时，而 REM 阶段仅持续几分钟。然而，随着夜越来越深，深度睡眠阶段会越来越短，REM 阶段越来越长。直至最后一次睡眠循环，REM 阶段可能会持续一个小时。因此，我们大部分的深度睡眠都出现在前半夜，大部分的有梦睡眠和浅度睡眠出现在后半夜。

由于睡眠随着时间的推移会越来越浅，因此人们后半夜更容易清醒。一夜醒六次或更多次都是正常的，尤其当我们从一个睡眠阶段过渡到另一个阶段时更容易清醒。我们通常几秒钟内又会重新入睡，隔天早晨就忘了自己清醒过。

我们为什么要睡觉

虽然我们对睡眠生理的了解甚多，但仍没有触及核心问题，即睡眠的准确功能以及睡眠对大脑和身体的影响。尽管我们生命中 1/3 的时间都在睡觉，但大多数睡眠研究员却没有对睡眠功能的理论达成共识。

对我们的远祖来说，睡眠大体上是为人类的生存服务。夜晚，祖先们的视力、找寻食物和抵抗野兽的能力下降，于是他们不得不减少活动，上床睡觉，以避开危险。

研究表明，深度睡眠是一种大脑和身体皆罢工的深度休息状态。深睡似乎也起着重要的生物修复功能，补充身体能量。深睡时，身体中的大部分血液会涌向肌肉，补充肌肉能量。因为大部分血液都流向了肌肉，流入大脑的血液相对较少，所以此时大脑非常不活跃。此外，在深度睡眠阶段，免疫系统会进入抗击疾病的模式，这或许可以解释为什么我们似乎在生病时睡得更多。

从许多因素来看，深度睡眠是必不可少且最为重要的阶段。第一，深度睡眠是夜晚最先出现的睡眠阶段，因此是最不可能被错过的阶段；第二，与其他阶段不同，失眠后我们所努力找回或"补偿"的睡眠事实上就是遗失的深度睡眠；第三，与其他睡眠阶段相比，缺失深度睡眠带来的身体机能损伤最为严重（比如醒后的肌肉酸痛和僵硬）。

第二阶段睡眠可能是深度睡眠的弱化形式，也同样牵涉身体能量的恢复。不过，阶段二对大脑的重要性显然低于深度睡眠，因为失眠后大脑不会尝试弥补第二阶段的睡眠。

在所有的睡眠阶段中，REM 可能是最迷人又最令人费解的阶段。弗洛伊德认为梦境是进入潜意识的窗户。虽然人们长期都将梦境与情绪加工联系起来，但是现今的研究表明 REM 的主要功能是帮助我们处理和保存记忆中的新信息（尤其是每后半天获取的信息）以及一些如打字、游泳或潜水活动的"技能记忆"或程序性记忆。

为什么新生儿每天大部分时间都在睡觉呢？其中的一个原因是新生儿必须花大量时间在 REM 中，储存出生几个月里所接触到的新信息。与成年人相比，新生儿在 REM 中的时间更长，有人甚至认为，胎儿在子宫内的所有时间都处在 REM 阶段。由于 REM 在生命初期如此突出，所以一些科学家推测它在大脑成熟过程中扮演着重要角色。

REM 与深度睡眠一样，似乎都是睡眠中不可或缺的阶段。我们之所以知道这一点，是因为如若 REM 缺失，我们会以快速眼动睡眠反弹形式来弥补这种缺失。然而，失眠后，我们仅会弥补一半的 REM，这表明 REM 对大脑的重要性并不及深度睡眠。再者，REM 缺失并不会引发严重的心理或生理健康问题，仅会引起焦虑、易怒和注意力不集中。我们在第 4 章中会探讨到，事实上，对某些抑郁症患者来讲，REM 缺失反而会改善情绪和日间工作效率。

现在，我们来看看睡眠的生理学的另一面，即睡眠和体温的关系，以帮助我们了解和运用本书中的众多技巧。

体温和睡眠

虽然很多人都认为自己的体温一直都保持在 37 ℃，但研究显示，其实体温会随着一天的生理节奏不断变化。

人的体温在清晨最低，日出前开始逐渐上升，一直持续到下午 3 点左右。之后，体温会稍微下降，继而重新上升，在傍晚 6 点钟左右达到一天中的最高点。几小时后，体温会逐渐下降。入睡后，体温下降更为迅速，最后在凌晨 4 点左右降到最低。对健康的年轻人来说，一天中体温的变化幅度大概为 1.5 度。

体温的生理节奏与日间活跃性、思维敏捷和睡意程度的变化联系紧密。体温最高时，一般在临近正午或傍晚的时候，此时我们最敏捷和活跃。夜间，随着体温渐渐下降，人就会变得越来越困乏和怠惰，凌晨 3 点半时睡意最浓。体温和敏捷性的变化每天都会发生，无论前一夜是否失眠。因此，即使失眠，我们的思维还是会随着体温的上升而更加敏捷。

一天中，每个人的思维反应和行为力会在不同时间达到最佳状态，由此，"早起鸟"和"夜猫子"这两个词应运而生，很好地说明了体温和思维敏捷性的联系。"夜猫子"或熬夜的人在晚上的工作效率最高，因为他们的体温会在当天晚些时候达到最高；反之，"早起鸟"或喜欢早起的人则是在一天中的早些时候状态最佳，因为他们早间的体温上升最高。

研究表明，日光与黑暗的交替循环及其对大脑中褪黑素的刺激会直接影响睡眠和体温。太阳初升时，褪黑素分泌水平下降，发出体温即将上升的信号；日落西山时，褪黑素分泌水平上升，致使体温开始下降。因为褪黑素在黑暗中分泌，所以又被戏称为"吸血鬼激素"（我们将在第 3 章中探讨合成褪黑素作为安眠药的运用）。

支配睡眠的两大脑部系统

睡眠与清醒受大脑中的两个系统所管理，即清醒系统与睡眠系统。对睡得好的人来说，清醒系统在日间占据上风，让我们保持 16 个小时左右的清醒状态。随后，清醒系统力量减弱，原本弱势的睡眠系统开始处于支配地位，让我们保持大约 8 小时的睡眠。

即使熟睡时，我们的清醒系统仍在运行，评估着周围发生的一切（如时钟的滴答声，室内的温度，滑落的被子），并能够作出相应反应。此外，这种系统对某些事情的反应更为突出，这取决于事情本身的重要性。例如，父母可以在雷雨交加的夜晚，一觉睡到天亮，却会被新生儿的哭声惊醒；有些人即使不定闹钟，也可以在某个特定时间醒来。所以，我们睡觉时，并没有完全对外界充耳不闻，甚至在熟睡时，也时刻留意周围的动向。

有些人似乎拥有强大的睡眠系统，无论周围发生了什么，都可以睡得"像根木头"（这真羡煞失眠患者呀！）。相反，其他一些人的睡眠系统过于薄弱，或清醒系统太过强大，所以可能更容易受到睡眠问题的侵扰。至少有两个孩子的父母对此深有体会，因为他们已经注意到，每个孩子的睡眠模式有明显的差异，比如需要多少睡眠，是否容易入睡，夜晚睡得多香，等等。

有些失眠患者一辈子都没睡过好觉，可能是因为先天遗传了多变的睡眠系统。然而，因为后天形成的睡眠习惯和行为在长期失眠中扮演了重要角色，所以这些人也能够运用本书中的技巧来控制失眠。

睡眠随着年龄改变

随着年龄增长，我们的身体会在很多方面发生变化，睡眠亦是如此。只要认识到睡眠变化是增龄的普通表象，你就更能掌控睡眠，也就不太会将这些变化理解为失眠。

随着年龄增长，我们的睡眠量也会发生变化。人在婴儿时期，每天的睡眠为 16 ~ 18 小时，10 岁时的睡眠大概为 10 小时，到了青少年时期，睡眠时间仅为 8 小时左右。中年时期，我们每晚大概睡 7 个小时，到了 70 岁，睡眠时间减少到 6.5 个小时左右，但是，我们可以通过午休补充 1 小时的睡眠。

年龄会引起睡眠变化，其中睡眠质量的变化最为显著，从中年时期就开始下降。确切地说，我们到了中年，深睡就越来越少，浅眠越来越多（尤其是男性）。我们也醒得更加频繁，重新入睡更加困难。事实上，到了 70 岁时，深度睡眠几乎已经消失了。因此，我们的睡眠越来越浅，更容易因为内部和外部干扰而惊醒。

这些睡眠变化与年龄引起的生理和心理机能变化相似，这或许反映了大脑睡眠系统的自然老化。老年人身上常见的压力因素（如孤独、丧亲之哀及对养老费、健康或死亡的担忧）以及其他医疗或药物问题会进一步扰乱睡眠。

体温变化节奏同样会因年龄而改变。例如，从某种程度上来讲，老年人锻炼和日照的时间减少，所以日常体温变化也会随之减小，睡眠质量更差。由于某些一知半解的因素，在时间上，老年人每天的体温上升和下降得更早，所以睡得更早，醒得也更早。

虽然年龄引起的睡眠变化可以解释为什么许多老年人都在抱

怨失眠问题，但是老年人必须明白，失眠并不是年老的必然结果。也许正因为睡眠变化实属正常，所以大多数老年人似乎能够很好地适应这些变化，并不会咨询失眠问题。对那些受失眠所扰的人，本书中的行为技巧可以帮助你克服这个问题。

既然你已经对正常睡眠有了基本理解，我们来分析和比较一些有关失眠的基本真相，以帮助你理解和运用本书中的技巧来克服失眠。

失眠的不同类型

· 苏珊晚上11点关灯上床，但怎么也睡不着，在床上翻来覆去好几个小时后，终于在凌晨3：30入睡，一觉睡到7：30闹钟响起。

· 托比在午夜才熄了灯，与苏珊不同的是，她沾床就睡。不过，才睡了短短1个多小时就醒来，很难再重新入睡。在床上辗转反侧，大概几个小时之后，终于又睡了1个小时。不过，凌晨4：30，托比再次醒来，却再也无法入睡。

· 丹很容易入睡，晚上也不会失眠。不过，他一向睡眠浅，睡得极不安稳，仿佛从未熟睡过。一觉醒来，丹感觉自己根本就没睡着，仍感到困倦不已。

苏珊、托比和丹的睡眠体现了三种不同的失眠类型：入睡困难，半夜醒后难以重新入睡，睡眠质量差。如果睡前需要在床上酝酿半小时或更长时间，我们称之为"起始失眠（入睡障碍）"；如果醒后平均需要半小时或更长时间才能入睡，我们则称之为"睡眠维持障碍"。

对数千名失眠患者进行的研究显示，起始失眠患者平均需要 75 分钟左右才能入睡，这与睡眠维持障碍患者半夜的清醒时长类似。

你可能会患上一种或多种类型的失眠，你的失眠问题也可能会随着时间的推移，从一种类型转换成另一种类型。

对失眠作临床诊断时，不仅要考察在床上的清醒时间或睡眠时间长短，也要考察睡眠不佳对你第二天产生的不利影响，比如易怒、疲劳、困倦、行为障碍或工作效率不佳等症状。因此，如果你有入睡困难或维持睡眠的困难，隔天却思维敏捷、精力充沛，那你就没有患上失眠，只是睡眠需求较小。

失眠究竟有多普通？失眠也许算得上是继疼痛和头痛后最常见的健康问题。许多研究证实大概 1/3 的成年人受到失眠折磨。然而，根据 1995 年的哈里斯民意调查和 1997 年的《消费者报告》可以发现，抱怨失眠困难的成年人比率已经上升到 50%。研究还表明，这些失眠患者中，大约 1/2 都患有经常性慢性失眠。因此，如果你正躺在床上辗转反侧，想着还有成千上万的成年人也经受着同样的折磨，也就会感到一丝宽慰了。

失眠影响着各行各业的人，但最常见于女性和老年人。我们已经探讨过老年人易失眠的原因，但是为什么女性也容易失眠呢？我们还不确定其中的原因，或许纯粹是因为女性更容易或更愿意承认自己失眠。同样，中年妇女一到更年期，心理和荷尔蒙变化或许也会引起失眠。

失眠生理学

许多研究运用脑电波记录，证实了失眠患者的睡眠与睡眠正常者的睡眠存在众多差异。较睡眠正常者而言，失眠患者入睡所需时间更长，睡眠更浅，半夜醒得更频繁，重新入睡更困难，睡眠时间更短。我们还在睡眠心理方面有了重大发现，或许可以解释失眠患者睡眠质量差的原因。例如，失眠患者在晚上比睡眠良好者承受更大的生理压力，如心率较快、肌肉较紧张。

我在研究中发现，失眠患者在床上时的脑电波比睡眠良好者更为活跃，这反映了失眠患者的心理活动更剧烈。接下来的章节中，我们将探讨我的治疗项目如何减缓脑电波运动，抑制心理活动，从而改善睡眠。

最近关于失眠生理的研究主要围绕体温生理节奏紊乱与失眠的联系。一些研究证实，较之睡眠良好者，失眠患者的日常体温波动较小。由于许多失眠患者感到疲倦后，减少了身体活动，所以他们的体温节奏趋于"平稳"。这样的模式带来了一轮轮的恶性循环，使患者总是处于疲劳—身体活动减少—失眠加剧的漩涡中。

其他研究也表明，早期失眠患者夜间体温的下降时间比睡眠正常者晚3小时，入睡更加困难。另外，还有研究表明，睡眠维持障碍患者的体温降幅低于睡眠正常者，因此难以睡得深，在接下来的章节中，你将会学习一些技巧来调节体温节奏，以此改善睡眠。

总的说来，关于睡眠生理的研究表明，失眠患者的睡眠系统和清醒系统极不平衡：前者太弱，后者太强，因此，睡眠更容易受干扰。换言之，在某些夜晚，如果你的睡眠系统无法调到睡眠模式，你就更容易失眠。那么，你在失眠时究竟干了什么？你会东想西想，进一步刺激清醒系统。由此可见，你那"不停歇的大脑"并不是失眠的原因，而是失眠的结果。失眠患者通常都会在睡不着的时候"胡思乱想"，但是将失眠归咎于此，这样不仅没找准原因，还会加剧患者的失控感。

我们将会再三重复的一个重要概念是，我的治疗项目会教你各种技巧，帮助你改善睡眠系统，创造好的睡眠环境。如此一来，你的睡眠系统会渐渐稳定，你更容易睡个好觉。你也会认识到自己对身体和睡眠的掌控超乎想象。

慢性失眠是如何形成的？

生活中的一些重大事件，如死亡或离异的痛苦、家庭或工作压力、健康问题、住院、手术康复和人际关系变化，会引起偶尔失眠，这实属正常和必然的反应。在这些生活压力下，失眠十分常见（仅5%的成年人说自己从未失眠过），因此，一些睡眠专家猜测，失眠可能有适应功能，迫使我们花更多时间思考和应付这些压力因素。

幸好，这种短期失眠一般仅持续几天或几周。一旦压力源消失，或我们适应了这些压力，生活和睡眠就会回归常态。

然而，有些人就不那么幸运了。虽然最初的压力不复存在，失眠却像有了自己的生命般，缠绕不离。我们称这种持续一个月或更长时间的失眠为慢性失眠。这种失眠可能会隔三岔五地来袭，也可能夜夜到访。慢性失眠也可以每周都出现，周而复始，时而严重，时而轻微。这种失眠常常持续好几年。例如，我的患者来看病前，平均失眠时间长达 10 年。

为什么一些人的短期失眠会发展成慢性失眠，而其他人不会呢？因为某些人一遇到短期失眠，就忧心烦恼。几周的失眠、沮丧和焦急后，他们就开始预感到自己睡不着，不敢上床睡觉。他们很快就将床与失眠、沮丧联系在一起，甚至最后一看到床，就想到彻夜清醒和失眠。

为了解决失眠问题，多数失眠患者开始强制调整各种行为习惯，力图解决失眠问题。这种做法在短期内看似有效，实际上却加剧了失眠。大家对以下例子肯定耳熟能详：

· 为了补眠，提早上床，睡得更晚（尤其在周末），在床上待的时间更久；

· 认为"只要再努力点儿，就一定能睡着"，强制自己入睡；

· 睡前在床上看书或看电视，试图以此放松；

· 睡午觉；

· 用酒精助眠，靠咖啡因来抵御失眠引起的日间疲劳。

日常压力不仅加剧了睡眠质量的恶化（尤其是在压力重重的那些日子），也降低了应付失眠的能力。你将会在第三部分中学习压力调适法来改善睡眠。

现在，你应该已经明白忧虑、不良睡眠习惯以及日间压力是如何让短期失眠恶化为难以控制的慢性失眠的。我跟病人解释这种慢性失眠模式时，他们通常的反应就是"对，我就是这样的"。

虽然引起失眠的因素众多，但慢性失眠的治疗不应该以此为焦点，而应该集中改变引起慢性失眠的想法和行为，这是该模式重要的一个方面。既然这些想法和行为都是后天形成的，所以只要运用我即将提到的技巧，你就可以将这些习惯和想法连根拔除。

在接下来的章节中，你将找出扰乱自身睡眠的想法和行为，也将进一步了解它们是如何引起慢性失眠的。最为重要的是，你将会掌握各种各样的非药物技巧，有效改变扰乱睡眠的想法和行为。

医疗上的问题会引起慢性失眠吗？当然会，它们会引起短期失眠，也会扰乱慢性失眠患者的睡眠。然而，想法和行为才是大多数慢性失眠问题的主要因素。

抑郁症、焦虑症和其他心理健康问题又在慢性失眠问题中扮演怎样的角色呢？失眠确实是许多精神疾病（如抑郁症、焦虑症）的常见症状，同样，失眠患者也确实比睡眠正常者更容易感到抑郁和焦虑。然而，我在研究中发现，较之有其他慢性疾病的患者，如有头痛、疼痛、肠胃问题、不育症、高血压或心脏病的患者，失眠患者并不会有更严重的焦虑症或抑郁症。研究还证实，大多数找医生治疗慢性失眠的患者并未被诊断出患有抑郁症或焦虑症之类的精神疾病。对于那些确实患有精神疾病的患者，研究表明，其中一些患者的抑郁症并非导致失眠，而是由失眠造成的。此外，由于想法和行为通常会引起慢性失眠，因此抑郁症或焦虑症患者在进行药物治疗或心理疗法之余，同样可以采用本书中的技巧进行适当的辅助治疗。

失眠患者和健康专家都将失眠定义为精神问题，这是我最为忧心的一点。实际上，这是一种错误的观念，并没有科学研究表明心理疗法能够有效治疗慢性失眠。将失眠视为精神问题只会给失眠泼脏水，打击患者的自尊心和自信心。

　　最后，我想再次强调自己的观点：大部分情况下，失眠的根本原因是想法和行为，只有针对病根，才可以治疗失眠。由于该疗法可以帮助患者有效改变不良习惯，因此在治疗失眠问题上成果颇佳。同时，该疗法证明，克服失眠的关键在于患者自身，因此患者会更加自信，更能掌控自我。

第三章　让安眠药长眠吧

几年前，医生开安眠药像分发糖果一样。现今，人们日益意识到服用安眠药只是治疗失眠的权宜之计，会引发长期问题。为什么？因为安眠药具有潜在的不良副作用，人们不再认为定期服用安眠药是安全或适宜之法。我们在本章中会探讨这一问题。此外，安眠药治疗失眠的效果平平，并不能帮助失眠患者恢复正常睡眠。

安眠药治标不治本，改善睡眠并不持久，且会让失眠患者永久挣扎于失眠和安眠药依赖的循环中。颇为讽刺的是，许多人最初求助于安眠药是因为失眠让他们倍感无助和失控，但安眠药却加剧了他们的依赖感、自卑感和罪恶感，最终不得不应付两个紧迫的问题：失眠和对安眠药的依赖。

近来，人们日益意识到安眠药的众多弊端，安眠药服用明显下降。过去的 20 年中，安眠药处方量大约下降了 2/3，从 1970 年的 6 000 万下降至 1990 年的 2 000 万左右。

尽管本书中的疗法经科学论证可以有效治疗失眠，但是最近的研究指出，医生们仍然认为安眠药是最为有效的疗法，继续超量开具安眠药。在 20 世纪 90 年代，虽然人们服用的处方安眠药减少，但是服用的非处方备用药（如泰诺 PM、埃克塞德林 PM、褪黑素）急剧上升。

因此，许多失眠患者陷入了失眠与安眠药依赖的恶性循环中。实际上，超过 2/3 的失眠患者找我看病时，每周有数晚在服用安眠药。虽然，其中大部分的患者都了解安眠药的缺点，也更倾向于采用非药物疗法治愈失眠，但是他们不知道如何摆脱安眠药的陷阱。

萨拉就是一名陷入安眠药陷阱的患者，不幸的是，这样的故事比比皆是。

萨拉在乳腺癌手术后患上了失眠。手术的压力与术后疼痛让她在医院里饱受睡眠问题的折磨。萨拉的医生给她开具了阿普唑仑，让她每晚服用。服药后，她确实能够睡得更好，白天也不再那么焦虑了。

萨拉出院后，术后疼痛渐渐消退，但是手术的压力仍扰乱着她的睡眠。萨拉的医生又给她开了阿普唑仑，并向她保证了药的“安全性”。就这样，萨拉每晚继续服用阿普唑仑。大约一个月后，萨拉发现阿普唑仑效果大不如前，入睡越发困难，半夜频繁醒来。萨拉将情形告诉了她的医生，医生建议她将药量增加到每晚两片。没过多久，两片药也毫无效果，萨拉不得不将药量增加到每晚三片。

这时，萨拉感到自己对阿普唑仑越来越上瘾，所以她试着停药几天。不幸的是，这加剧了她的失眠。萨拉觉得自己别无选择，只能继续用药。最后，她已经完全离不开安眠药，如果睡前不服用四片安眠药，就完全无法入睡。萨拉也注意到，药物的副作用会延续到第二天，影响早上的思考和协调能力。

等到萨拉来向我求助时，她每晚都服用四片阿普唑仑，时间已长达 4 年！她的记忆力越来越差，甚至觉得自己就是瘾君子。对安眠药的依赖让她内心具有强烈的罪恶感和自卑感，感到穷途末路，她的医生也无计可施，不知道怎样帮助她。

萨拉的故事告诉我们，你用钱买不到睡眠，也不能靠服用安眠药来治疗慢性失眠。尽管安眠药对抑制短期失眠有效，但无法有效帮助失眠患者入睡。如果经常服用安眠药，药效也会逐渐丧失，并引发如药物依赖之类的副作用，副作用远大于平庸的疗效。从经济的观点来看，经常服用安眠药的开销大，购买安眠药以及找医生开处方的花费可达数千美元。

也许我们最终可以研发出完美的安眠药，在没有任何副作用的情况下，帮助失眠者重拾正常睡眠，但这种药不但会让人们误以为失眠的治愈需要借助外力，而且只是治标不治本，无法纠正患者错误的想法和行为。所以，如果你靠安眠药治疗失眠，在服药期间，你的失眠可能会改善，而一旦停止用药，失眠又会卷土重来。

在本章中，我们会仔细研究三种类型的安眠药，即苯二氮䓬类药物、抗抑郁药、非处方安眠药，探讨它们的疗效、副作用、差异以及服用相关的问题。我们也将探讨安眠药的适用情况，提出经临床验证的技巧，以此让安眠药长眠！

苯二氮䓬类药物（BZs）

在20世纪70年代，安眠药是世界上最为普遍的处方药。现今，它们仍然是制药公司的一大支柱，年销售额高达4亿美元。苯二氮䓬类药物（BZs）是开具最多的处方安眠药，比被称为巴比妥酸盐类的旧一代安眠药物更加安全，这种旧安眠药更容易导致上瘾和药物过量（玛丽莲·梦露就死于巴比妥酸盐类药物过量）。

虽然市面上的一些BZs披着安眠药的外衣，但大多数实则作为抗焦虑药物销售。这现象看似奇怪，实则有其经济上的原因。制造抗焦虑药物的公司不愿意再额外投入数百万来测试药物，所以将抗焦虑药作为安眠药行销市场。实际上，医生在开药方时，经常将抗焦虑药物用作安眠药。

BZs可以抑制大脑活动，减缓脑电波，促进睡眠。虽然BZs可以减少入睡需要的时间，减少夜间醒来的次数和持续时间，增加总的睡眠时间，但疗效普通。在回顾了九项相关研究后，一些研究者发现服用安眠药的失眠患者仍需要46分钟的时间才能入睡。因此，安眠药可助患者快速入睡并治疗失眠的说法纯属无稽之谈。

实际上，服用BZs后，我们的思维和记忆力会发生错乱，忘记半夜清醒过的事实，误以为自己一觉到天明。这种认知上的改变解释了为什么服用安眠药的失眠患者估算的睡眠时间高于实际的脑电波记录。这种改变的睡眠认知也使人们更加相信安眠药的疗效，更愿意继续服用安眠药。

虽然所有BZs在催眠方面的效果相当，但是它们的半衰期（身体分解和排除一半药物的时间）各有不同。一些BZs半衰期较短，可以被快速排出体外，另外一些在体内的停留时间则更长。一般而言，半衰期较短的BZs是充当安眠药的更好选择，因为半衰期较长的BZs会使人在第二天昏昏欲睡，影响日间表现。

以下是医生常开具的BZs处方药，列有商品名、通用名、推荐剂量以及半衰期：

商品名	通用名	推荐剂量（毫克/日）	半衰期
安定（Valium）	地西泮（diazepam）	5～10	2～5天
克诺平（Klonopin）	氯硝西泮（clonazepam）	0.5～2	2～3天
赛诺菲（Tranxene）	安定羟酸钾盐（clorazepate）	3.75～15	2～4天
舒乐安定（Prosom）	鲁尼斯塔（estazolam）	1～2	8～24小时
安定文（Ativan）	劳拉西泮（lorazepam）	1～4	10～20小时
赞安诺（Xanax）	阿普唑仑（alprazolam）	0.5	7～27小时
舒宁（Serax）	奥沙西泮（oxazepam）	15～30	8～12小时
朵拉（Doral）	夸西泮（quazepam）	7.5～15	2～5天
羟基安定（Restoril）	替马西泮（temazepam）	15～30	10～20小时
酣乐欣（Halcion）	三唑仑（triazolam）	0.125～0.25	2～5小时
安必恩（Ambien）	唑吡坦（zolpidem）	5～10	1.5～4.5小时
妥眠灵（Dalmane）	氟西泮（flurazepam）	15～30	1～5天

虽然BZs在短期内可能有一定疗效，但长期服用下，大脑会渐渐“习惯”它们的效果，迟早会毫无疗效。的确，没有任何科学证据可以证明BZs的效用可以维持超过4～6周，因此美国国立卫生研究院建议医生每次开具的BZs服用剂量不应超过2～3周。然而，出人意料的是，医生开具的剂量通常是几个月甚至几

年！更为糟糕的是，一些研究表明，BZs处方药的开具剂量太容易更新，而且在监督不当以及没有后续诊疗的情况下，医生通常开具半年的剂量。此外，患者服用的剂量常常超过推荐剂量。

经常服用BZs也会引发其他问题，其中一些问题可能十分严重：

1. BZs会减少深度睡眠、快眼动睡眠，增加第二阶段的睡眠量。因此，你在晚上也许可以更快入睡，更容易保持睡眠状态，但你会睡得更浅，睡眠质量也会更差。

2. BZs的残余影响会持续到第二天。你可能没有意识到这种影响，但它确实会损害协调能力（包括驾车能力）、思维敏捷度、记忆力和思考能力。这种影响在老年人身上尤为突出，因为他们的身体不能快速排除药物。此外，服用半衰期较长的药物（如氟西泮）也会加剧药物的残余影响。事实上，如果你每晚都服用氟西泮，你可能每天都感到昏昏沉沉，因为你从未将氟西泮完全排出体外。

虽然人们是为了第二天的良好状态才服用安眠药，但是没有证据可以支持这种假设。实际上，BZs对第二天产生的不良效应往往比失眠更为严重。许多研究证明，服用几晚的安眠药后，人们驾车、算数、打游戏、绘画、决策、记单词等能力与几夜没睡好一样差。因此，服用安眠药会改善第二天的表现其实是子虚乌有的。

要谨记越晚服用BZs（如凌晨3：30而非晚上11：00服用），第二天药性残留的时间就会越久。因此，如果你半夜无法入睡，觉得必须服用一片安眠药时，务必服用半衰期较短的安眠药。

3. 长期大剂量服用 BZs，你的身体会渐渐产生药物依赖，而且一旦尝试停止服药（尤其是突然停药），就会引发一些如神经质、头痛甚至痉挛之类的戒断症状。因此，你应该逐渐减少 BZs 的剂量，而不是希望一蹴而就。

4. 尽管大部分服用 BZs 的失眠患者从未真正对药物产生生理上的依赖，但是许多惯用 BZs 的患者会渐渐对药物产生心理依赖。换句话说，这些人认为不吃安眠药就无法入睡，试图停药会加剧他们的焦虑和失眠。

5. 经常服用 BZs，你的身体会对药物产生耐受性（即对药物的反应减弱），只有一再提高剂量才能发挥效果。这不仅会让你陷入永不停息的恶性循环中，还易引起其他副作用。

6. 一旦你的大脑开始依赖 BZs，断药也许会引起"反弹性失眠"。这种暂时的失眠（持续 7~10 天）比服药前的失眠更严重，会引起严重的焦虑症，使你更坚信不服用安眠药就无法入睡并提高你重新服用安眠药的可能性，最终让你对药物产生依赖。

服用 BZs 的剂量越大、次数越频繁、时间越长（如服用一种 BZs 超过几周），副作用越容易出现。有人对类似于 BZs 的安眠药——安必恩进行了研究。研究表明，与 BZs 相比，安必恩不太可能会扰乱深度睡眠和快眼动睡眠，也不太可能引发戒断反应或反弹性失眠，或许是安眠药的更好选择。可是，安必恩也会引起生理或心理上的药物依赖。

好似这些潜在的副作用还不够说明一切，其他副作用也来助阵。一些人在服用 BZs 后会有头晕、恶心、视力模糊、焦躁、消化不良、高血压、焦虑、虚弱、食欲缺乏和尿频尿急的症状。

BZs 也会让你的呼吸受阻，加剧鼾症。因此，如果你有打呼噜的毛病或睡眠呼吸暂停综合征（我们将在下个章节中探讨），就不应该服用这种药物。虽然过量服用 BZs 致死的可能性很小，但若辅之以酒精，死亡风险就会急剧增加。因此，绝对不能又饮酒又服安眠药，拿生命作赌注。

BZs 还与其他药物相冲，所以要确保你的医生知道你服用的所有药物。同样，BZs 也像其他药物一样，会影响胎儿，造成先天性缺陷。如果孕妇对安眠药上瘾，她腹中的孩子也可能一出生就对安眠药上瘾，而且有戒断症状。因此，孕妇、处于哺乳期的妇女，或到了生育年龄且没有避孕的女性万万不能服用安眠药。最后提醒一句：如果你曾经对酒精、尼古丁或咖啡因上瘾过，就远离安眠药，因为你比其他人更容易对安眠药上瘾。

老年人服用 BZs 确实是一大问题。我们在前一章探讨过，年纪大的人更容易有睡眠困难的问题，所以他们比其他年龄段的人更可能服用安眠药。然而，老年人新陈代新能力较弱，难以将睡眠药物排出体外，所以对药物的影响和副作用更加敏感，包括协调性和驾车能力受损；跌倒和骨折的风险增加；对安眠药产生药物依赖的可能性更大。此外，老年人常常服用针对其他健康问题的药物，这会加大安眠药的副作用，所以将安眠药和其他药物搭配服用时，要格外小心。

许多老年人会过度服用和滥用安眠药。例如，宾夕法尼亚老年局的一项报告表明，85% 的老年人安眠药服用剂量过高，70% 的老年人服用时间超过建议期限。其他研究揭露，老年人服用安眠药还有更大的隐患：它是老年人进入养老院的最强预报器，因为安眠药会引起日间困倦、健忘症、冷漠、糊涂的症状，让人误以为患阿尔茨海默病。

开具安眠药的行为在养老院也令人担忧。许多研究表明，由于养老院人手短缺，所以医生经常过量和轻率地开具安眠药，将其作为镇静剂来约束老年患者。其中的一项研究发现，医生给95%的养老院老人开具过安眠药。因此，许多养老院的患者整日昏昏沉沉、无精打采、困倦不已，甚至如被下药般头晕目眩。

由此可见，老年人服用安眠药必须非常谨慎。当前的一些研究表明，老年人服用的安眠药剂量应该为成年人的一半，而且服用时间不能超过几周。老年人也需要明白，安眠药不能逆转年龄引起的睡眠变化，学习和运用本书中的非药物技巧才是应对睡眠变化的最佳策略。

抗抑郁药

顾名思义，抗抑郁药用于治疗抑郁症。一些抗抑郁药（如当前数百万美国人服用的百忧解）有提神的效果，可能会引起失眠。因此，如果你正在服用百忧解，就咨询一下医生，百忧解会不会加剧失眠。

有趣的是，如果小剂量服用，盐酸阿米替林、多塞平和曲唑酮之类的抗抑郁药会起到镇静和催眠的作用。因此，越来越多的医生将镇静类抗抑郁药用作安眠药，建议无抑郁症但患有失眠的患者小剂量服用。

跟 BZs 一样，镇静类抗抑郁药可以帮助失眠患者更快入睡，维持睡眠状态，睡得更久。然而，这些药物即使低剂量服用也会引起日间不适和对药物的心理依赖，而且一些人似乎会渐渐对安眠药的效用产生耐受性。它们也引起口干、便秘、视力模糊和泌尿问题等副作用。此外，与 BZs 一样，抗抑郁药会伤害胎儿，与其他药物相冲，且不能与酒精混合服用。

相较于 BZs，小剂量服用镇静类抗抑郁药有两大优点：不会干扰深度睡眠，也不会引起生理上的药物依赖或反弹性失眠。因此，现在许多医生都选用这类药物来代替 BZs 治疗失眠。如果你正在服用 BZs，就问问你的医生，小剂量的镇静类抗抑郁药是不是更好的睡眠药物。

非处方助眠药

非处方助眠药物的有效成分与感冒药和过敏药（如苯海拉明）中的成分相同，都为抗组胺剂。由于抗组胺剂的副作用是引起嗜睡，所以也以助眠药的形式在市场营销。这种营销策略当然行之有效，失眠患者每年在非处方药物上的消费超过 1 亿美元。

虽然，直至前不久，在药房仅可以购买 Sominex、Unisom、Sleep-Eze 和 Nytol 之类的非处方安眠药，但是自 20 世纪 90 年代初，大多数出售止痛药的公司也同样开始出售助眠药，如泰诺 PM、巴非林 Nitetime、安诺星 PM 和埃克塞德林 PM 等。虽然这些产品只不过是具有抗组胺成分的止痛药，却在非处方药物销售中创造了纪录，在很大程度上是因为它们摆脱了安眠药物的污名。

尽管各种广告将非处方助眠药物的疗效吹捧得天花乱坠，但实际上并没有科学证据能够证明它们的疗效高于糖片。这些药物或许会让人昏昏欲睡，但是不能有效地帮助失眠患者入睡。事实上，对于某些人来说，这类药物会加剧焦虑，引发许多副作用，包括让人日间无精打采，扰乱快眼动睡眠，以及引起耐药性和心理依赖。

合成褪黑素

前一章谈到，褪黑素是自然生成的脑激素，在睡眠中有其特定作用。近年来，合成褪黑素打着"纯天然"安眠药的旗号，在市场上推广开来。然而，由于褪黑素是作为"保健品"销售，所以不受美国食品药品监督管理局的管制，是否纯天然也无从得知了。

尽管媒体对褪黑素大肆炒作，但是相关的可靠科学研究却少之又少。虽然一些研究表明，褪黑素也许是应对时差反应的良方，对于那些褪黑素分泌较少的老年失眠患者或许也是不错的助眠药，但是几乎没有任何科学证据可以证明褪黑素可以有效治疗年轻人和中年人的失眠症。

许多研究发现，褪黑素可以有效促进睡眠，但是这些研究的参与者仅为睡眠正常者，而非失眠患者。有少数研究以失眠患者为研究对象，但得出的结果却并不一致。一些研究发现，褪黑素并没有显著增加总的睡眠时间，也没有减少入睡时间。1997年《消费者报告》中的调查显示，服用过褪黑素的患者中，一半患者都认为褪黑素并无助眠功效。

在回顾了褪黑素作为安眠药物使用的相关研究后，美国国立卫生研究院在1996年的褪黑素研讨会上号召公众对褪黑素持怀疑态度。参加此次研讨会的科学家们发现，关于褪黑素的许多研究都不到位，另外一些科学家对褪黑素的副作用也深感忧心。由于褪黑素可能会紧缩血管，因此不适用于有心脏问题的患者。褪黑素在高剂量服用的情况下也会抑制生育能力，因此也不适用于要备孕的女性。实际上，在荷兰，褪黑素被当作避孕药广泛测试，但颇为讽刺的是，嗜睡并不是经常提及的副作用，这让人更加怀疑褪黑素的助眠功效。

至于褪黑素对生殖系统和免疫系统的长期影响，我们也知之甚少。许多国际知名的睡眠专家综合了褪黑素安眠功效方面的研究，最终断言褪黑素对失眠治疗没有任何价值。

什么时候该吃安眠药？

就像大多数药物一样，如若使用得当，安眠药也很有价值。如果你是因为时差或一些有压力的事情（如爱人的逝去、别离、离异或身体问题）暂时扰乱了睡眠，那么连续几晚，甚至几周夜服一片安眠药也是恰当的。在这些情况下，安眠药可以防止短期失眠恶化为慢性失眠。

一些睡眠专家也相信，在药箱中存放少许安眠药可以帮助失眠患者，因为知道安眠药触手可及会让失眠患者有一种安全感，减少失眠恐惧。其他专家认为，短期服用安眠药也可以帮助患有严重慢性失眠的患者打破焦虑和睡眠紊乱的恶性循环。

然而，无论何种情形下，你都应该在依靠安眠药前，先试着纠正引起失眠的想法和行为，因为服用安眠药后，你也许就不能自我控制，很有可能对安眠药产生药物依赖。因此，许多睡眠专家并不建议患者服用安眠药，美国国立卫生研究院也主张治疗失眠应该始于行为纠正。

如果你无法入睡，决定吃一片安眠药，只要遵循以下指南，就可以减少副作用和依赖性：

- 服用安眠药时，辅之以本书中的非药物技巧，就可以助你更快减少用药量；
- 按最小剂量服用安眠药，服用两周或三周后立刻停药；
- 间歇性服用安眠药，只在连续两夜睡不好的情况下服用，千万不能连续服药，以此确保每周的服药次数不超过两次；
- 切忌提高剂量，服用剂量要保持在医生推荐的剂量内，尽量服用半衰期较短的安眠药物。

你可以让安眠药长眠

现在你已经明白安眠药的主要问题所在。一开始，人们一周内仅几晚服用安眠药，但最后会更为频繁地服用。此外，人们对安眠药疗效的耐受性通常会渐渐加强，一旦试图停药，就会引起焦虑症、反弹性失眠和恢复用药。最终，你只能深陷其中，服用安眠药长达数年，造成心理依赖和失控感。

如果你正在服用安眠药，你完全可以学着逃出安眠药的陷阱。经过反复测试，我在失眠治疗项目中成功地为你量身打造了一系列技巧，帮助你减少和停止服用安眠药。实际上，我的患者中有90% 在刚接受治疗时，都在服用安眠药。通过这些技巧，他们在疗程结束时，已经减少或停止了服用安眠药。的确，运用这些技巧，我的许多患者仅在几周内就战胜了安眠药。

这些技巧之所以能够帮助你成功减少药量，有两大潜在的重要因素：第一，步调为自我设定，你可以按照自己的速度来减少安眠药的服用；第二，突然减少药物服用往往会适得其反，甚至加剧焦虑和失眠，所以这些技巧将会帮助你逐步减少药物。如果你经常服用安眠药，那么突然断药会引起戒断症状或反弹性失眠，所以逐渐减少用药可以将这些问题发生的可能性降到最低。当然，与你的医生讨论这些减药指南也不失为一个好办法。

以下技巧将会助你逃脱安眠药的陷阱：

1. 当你开始接受第 5 章到第 10 章中的 6 周疗程时，就同步学习减药技巧。只要成功运用该疗法，你的睡眠就会得到改善，你也将发现自己不用经常服用安眠药。你的生活过于忙乱或紧张时，不要仓促地开始减药。告诉你身边的人，你正在运用这些技巧，周围人的支持可以让一切变得更简单。

2. 选择某个服药的夜晚，开始将服用剂量减少一半。挑一个轻松的夜晚，最好是第二天压力小且工作量少的时候，比如周末晚上，如此一来，你就不用太担心日间的表现。

3. 一旦你在某个夜晚，即使减少服药量，也能睡得相当好（这可能会立即发生，也可能需要几个星期），你就会对减少药量的做法更加自信。此时，你就应该将药量减少的夜晚增加到两晚。同样，挑一个"轻松"的夜晚，最好不要连续两晚减少药量。如此一来，即使你在减药的夜晚没有睡好，也不会连续两晚的睡眠都受到干扰。

4. 依照这种方法，循序渐进地减少药量，直到你将每晚的药量都减少一半（显然，你最终不得不连续几晚将药量减半，但那时你对于减药的做法已经信心大增）。你要不惜一切代价避免回到最初的剂量。

5. 将每晚的药量减少一半后，用渐进式的方法，将余下一半的剂量减掉：每周一晚，然后每周两晚，以此类推，直到完全摆脱安眠药。如果你正在服用多种药物，先运用这些技巧戒掉一种药物，然后努力减少第二种药物的剂量。

6. 记住，大剂量或长时间服用安眠药以及多种药物混合服用的人必然需要更多的时间来成功运用这些减药技巧。如果你不能独立完成减药的任务，你也许需要向行为心理学家或睡眠紊乱中心寻求帮助。

7. 为了督促进步，你将开始运用下一章中的"60 秒睡眠日志"和第 5 章中的"每周进度报告"记录自己的进展状况。

8. 从恐惧症和惊恐发作方面的研究可以看出，克服焦虑的唯一方法就是直面引起焦虑的情形，而不是一味逃避。所以你越是逃避减药，就越会对减药感到焦虑。

如果你遵循这些减药指南，你也可以像我的许多患者一样，克服对安眠药的依赖。桑德拉就是一个例子，我们来看看她的故事。

> 桑德拉从未睡过好觉。据她的母亲回忆，桑德拉还是襁褓中的婴儿时，就不能好好入睡。等到长大成人，桑德拉已经患上了经常性的慢性失眠，晚上常常在床上躺上好几个小时都睡不着。

第一个儿子出生后，儿子夜晚的频繁醒来让桑德拉的失眠更为严重。几个月后，她的儿子终于可以酣睡一整夜，但是桑德拉仍然在夜里频频醒来，辗转好几个小时才能入眠。

桑德拉和丈夫的生意刚刚起步，桑德拉觉得自己糟糕的睡眠严重影响了工作效率，所以她请求医生给她开一些安眠药。她向医生再三保证，只会偶尔按需服药，医生同意后，给她开了安定文。

最初，桑德拉每周只服用一次安定文，但是一发现它可以帮助她每晚睡7个小时后，桑德拉开始频繁地服用安定文。半年不到，桑德拉一周有五晚都要服用安眠药。虽然她不喜欢安定文的副作用，比如早上醒来后头晕眼花、喜怒无常和头痛连连，但是她相信唯有安眠药可以保证一夜好眠。

情况常常如此，桑德拉最终对安定文产生了耐药性。在安定文的帮助下，她有些晚上可以睡6个小时，有些晚上仅能睡3个小时。桑德拉担心停药后，失眠会更加严重，所以不得不继续服用。

5年来，桑德拉每周要服用5次安定文。桑德拉和她丈夫想再要个孩子，她知道怀孕期间服用安眠药会伤害胎儿，那时才真正意识到自己必须停止服用安眠药，于是决定来找我看病。

一开始接受我的失眠疗法时，桑德拉就按照指南，减少安眠药的服用。疗程开始的第1周，她将安定文服用剂量减少一半，第2周缩减为每周3次。到了第4周，她每周仅有2晚服药。到了第5周，她7天都没有服用安眠药——这还是5年来的第一次！

1 周后，桑德拉完全摆脱了安眠药，而且惊讶地发现自己的睡眠前所未有地好。不到 1 个月，她每晚能睡够 8 个小时，也能够自信和轻松地看待睡眠。同时，桑德拉惊讶于自己可以这么轻而易举地断掉安眠药，工作起来更加精力充沛和富有成效，更加自尊自爱。当然，最为可喜可贺的是，桑德拉和丈夫成功地孕育了第二个孩子，疗程结束后一年，孩子就出生了。

　　你同样可以运用这些技巧来战胜安眠药，逃离安眠药的陷阱。你也将会成就更基本和更有影响的事情：你将会向自己证明，你有力量改变自己的思想和行为。这种力量会增强自信心，让你以全新的眼光看待自己。你也会认识到自己能够更为有力地掌控身体和健康，这种认知赋予你力量。简而言之，战胜安眠药会是你掌控自己生活的催化剂。

第四章　自我评估失眠

在本章中，你将对自己的失眠进行评估，培养对失眠的掌控感，这与我对患者进行的评估相同。在学习克服失眠的过程中，自我评估失眠非常重要，因为它会帮助你评估你现在的睡眠模式，识别失眠背后的思想和行为，并确定究竟是身体，还是心理健康问题造成失眠。

通过对失眠的自我评估，你将会进一步认识和理解导致你失眠的想法和行为，并培养你对睡眠的自我掌控感。如此一来，你将会感到更加轻松，更加有力量，睡得更好。然后，在接下来的章节中，我们将会探讨这些想法和行为如何导致失眠，并研究逐步改变这些习惯的方法。

确定你的"基线"睡眠模式

自我评估失眠的第一步就是确定当前的睡眠模式或所谓的"基线"睡眠模式。

首先，你要连续7天早晨完成下面的睡眠日志。我将它称为"60秒睡眠日志"，因为它只需要你每天早上起床时，花一分钟填写。稍微浏览一下，你就会发现这与我的病人使用的日志一模一样（你得复印7份）。

　　"60秒睡眠日志"中的大多数问题都很简单明了，但我有以下三点需要补充说明，让你每天早晨都能更轻松地完成日志。

　　1. 如果你是在星期一早晨填写日志，在"夜晚"后面的空格中填写"星期天"；如果是在星期五早晨填写日志，在"夜晚"后面的空格中填写"星期四"，以此类推。

　　2. 问题7记录你给睡眠分配的时间。该段时间指你从关灯睡觉（问题1）到起床（问题5）的这段时间。例如，如果你是晚上11点关灯，早上7点起床，那么你给睡眠分配的时间为8小时。

　　3. 问题9记录你在睡觉前或夜晚所服用处方安眠药或非处方安眠药的剂量和次数。

　　记住，"60秒睡眠日志"并非让你紧盯闹钟。如果你过于关心入睡的时间或半夜清醒的时间，你也许会对睡眠更加焦虑。因此，你只需要在30分钟的误差内，估测自己的入睡时间或夜晚清醒的时间。

60秒睡眠日志

夜晚＿＿＿＿＿＿＿＿＿＿＿＿＿＿　日期＿＿＿＿＿＿＿＿＿＿＿＿＿＿＿

1.昨晚什么时候上床？＿＿＿＿＿＿＿＿＿＿＿＿＿＿＿＿＿＿＿＿

什么时候关灯？＿＿＿＿＿＿＿＿＿＿＿＿＿＿＿＿＿＿＿＿＿＿＿

2.大概多久睡着？ _____

3.夜晚大概醒几次？ _____

4.每次醒来后，大约清醒多久？ _____

第一次_____ 第二次_____

第三次_____ 第四次_____

5.早上最后一次醒来是什么时候？ _____

什么时候起床？ _____

6.昨晚大约睡了几个小时？ _____

7.昨晚为睡眠分配了几个小时（"关灯"到"起床"间的时间）？

_____

8.评估一下昨晚的睡眠质量：

1   2   3   4   5

极好   差

9.服用的安眠药_____

连续7天早晨完成"60秒睡眠日志"后，你就可以确定自己的"基线"睡眠模式。按照你填写的七篇睡眠日志，回答下面的问题：

·   每周有几晚难以入睡？ _____

     在这些晚上，平均需要多久才能入睡？ _____

·   每周有几晚醒来后难以入睡？ _____

     在这些晚上，你通常会清醒多久？ _____

半夜醒来后，总共清醒的时间是多久？ _____

- 每周有几天是过早醒来后，再也无法入睡？ _____
- 失眠的几个晚上，平均睡几个小时？ _____
- 没有失眠的几个晚上，平均睡几个小时？ _____
- 每周有几晚是一夜好眠？ _____
- 每周有几晚服用安眠药？ _____

这些晚上，平均服用几次安眠药？ _____

一般剂量是多少？ _____

- 1到5的睡眠质量等级评估中，平均等级是多少？ _____

你对这些问题给出的答案就代表了你的"基线"睡眠模式，帮助你客观观察在疗程中睡眠进步的状况。因此，记录自己的"基线"睡眠模式对日后具有重要的参考价值。客观评估自己的"基线"睡眠模式还有一大好处：你会意识到自己的睡眠实际上比想象中的要好。

一旦确定了自己的基线，你还是应该继续坚持填写"60秒睡眠日志"，直到以下章节中所描述的6周疗程结束。只有完成贯穿整个疗程的日志，你才能掌握你睡眠上的进步，有效运用随后描述的多种方法。

评估扰乱你睡眠的想法和行为

一旦确定了自己的"基线"睡眠模式，你就可以着手找出扰乱你睡眠的因素。我们首先来评估你的睡眠时间安排。

你的睡眠计划

你的睡眠计划包括什么时候上床，在床上躺多久，什么时候起床以及是否午休。在与失眠作斗争的过程中，许多失眠患者的睡眠受到多重睡眠计划的干扰，乔纳森就深受其害。

乔纳森曾经为了弥补工作日的睡眠，于是每天早早上床，周末再睡睡懒觉，他认为这是补眠的最好方式。尽管乔纳森每晚平均仅睡5个小时，但他还是每晚例行公事般地在床上躺8个小时。由于乔纳森每周有两天是在家办公，所以也会在午后饱睡一番来补眠。

虽然这些对策在短期内可以帮助乔纳森应对失眠，但是他没有意识到，这些睡眠计划并非长久之计，只会改变他的体温节奏，弱化大脑睡眠系统，失眠反而会愈演愈烈。

评估你的睡眠计划时，请参考你的睡眠日志，回答以下问题：

- 通常几点上床？ _____

  几点起床？ _____

- 你在床上待的时间是否超过了实际睡眠时间？ _____

  如果是，那么超过多少？ _____

- 起床时间是否不固定，或是周末比工作日晚起？ _____

  _____

- 你午休吗？ _____

  如果午休，那么每周午休几次？午休多久？ _____

  _____

稍后，我们将会详细探讨这些不良的睡眠计划是如何引起失眠的以及怎样改变这些计划来改善睡眠？

你的卧室处处暗示着失眠吗？

玛丽向来都是在卧室看电视，也习惯在床上批改学生作业和打电话。睡前一个小时，玛丽经常和她丈夫讨论一些情绪化的话题，睡不着时，就躺在床上，想着只要努力一点儿，就可以睡着。

然而，这些行为并不能帮助你入眠，反而会让就寝时间、卧室和床成为失眠的暗号，而非放松、困倦和睡觉的暗号，进一步扰乱睡眠和加剧失眠，这与许多失眠患者的想法截然不同。评估一下你的失眠是否由类似行为所致：

· 你在卧室工作、看电视或打电话吗？ _____

_____

· 你上床是因为你的伴侣就寝了或晚上10点或11点新闻结束了，还是因为困倦？ _____

_____

· 无法入睡时，你是不是会辗转反侧，强制自己入睡？

_____

· 你是不是在卧房以外的任何地方都能轻易入睡？

_____

· 你在睡前一个小时有没有玩电脑、付账单或与另一半讨论情感等方面的问题？ _____

稍后，我们将讨论一些切实可行的技巧，帮助你改变这些不利于睡眠的行为，进而改善睡眠。

你是如何看待睡眠的？

接下来，评估你对睡眠的想法是否加剧了你的失眠。

- 失眠让你感到焦虑或恐惧吗？

- 你是不是告诉自己，如果睡不好，第二天就什么也干不了？

- 你是不是告诉自己，必须睡足8个小时才能好好表现？

- 你总是将白天的表现不佳归咎于失眠吗？

我们马上会谈到，消极看待睡眠或过于紧张睡眠只会加剧失眠。你将会学习如何发现和对抗这些扭曲和消极的想法，从而积极和准确地认识睡眠。这些积极想法会让你身心轻松，改善你的睡眠。

你的生活方式和睡眠环境

在这个部分中，你将找出影响你睡眠的生活方式，并确定你的睡眠环境是否有利于睡眠。

首先，你经常锻炼身体吗？比如散步、跑步或做其他有氧运动。你很少活动筋骨吗？定期锻炼可以让你日间的体温节奏有起有落，进而改善睡眠；反之，缺少身体活动则会让你的体温节奏趋平，进而引起失眠。锻炼也能改善你的情绪，让你睡得更好。

大卫经常睡到半夜就会醒来两三个小时，所以参加了我的疗程。虽然大卫一直有锻炼的想法，但直到了解锻炼有助于睡眠后，才开始慢跑。不到一周，大卫就注意到自己比以前睡得更熟，半夜醒来的时间也显著缩短。不到一个月，大卫的睡眠明显改善。

我们不仅会谈到锻炼对睡眠的积极影响，也会谈到各种各样的锻炼方式，如何开展锻炼计划以及锻炼对情绪和健康的有利影响。

你经常接触阳光吗？我们知道日照是睡眠重要的定时器，所以是影响睡眠的另一个因素。日光对于改善情绪和精力也十分重要。如果你在室内工作，接触阳光过少，失眠可能会进一步恶化。我们稍后将会探讨日光对睡眠、情绪和健康的有利影响，也将探讨采用何种技巧帮助你多接触阳光或人造光以加强睡眠节奏。

下午或傍晚喝点含咖啡因的饮料会怎样呢？你每天喝的含咖啡因饮料会超过两杯吗？你要知道，咖啡因所含的兴奋剂和戒断效应会影响睡眠。

李先生常常在睡前精神奕奕，至少要一个小时才能入睡。当被问到是否有喝含咖啡因的饮料的习惯时，他说自己经常下午喝咖啡或可乐，睡前吃巧克力。李先生没有意识到咖啡、可乐和巧克力中的咖啡因可能会让他更难以入睡。

不久，你将会了解到含咖啡因的饮料、食物和药物对睡眠的影响以及如何将影响降到最低。

晚上喝点儿酒精饮料会怎么样呢？你一般喝多少？多久一次？我们在第 7 章中会谈到，酒精可能会帮助你更轻松地入睡，但是会减少深度睡眠，让你半夜醒来。如果你酗酒，睡眠就可能会长期恶化下去。

以下 4 个问题可以判断出你是否酗酒？

1. 你是否曾觉得你应该少喝点酒？

2. 你是否曾因为别人批评你饮酒而生气？

3. 你是否曾因为饮酒问题感到不舒服或内疚？

4. 你是否曾为了稳定神经或摆脱宿醉，一起床就喝酒？

如果你给出的答案中有一个"是"，那么你就可能有酗酒的问题，就应该考虑寻求专业诊断和治疗。

吸烟是干扰睡眠的另一种生活方式。如果你在睡前或半夜醒来后吸烟，尼古丁中含有的兴奋剂和引起的戒断反应可能会让你毫无睡意。吸烟的人比不吸烟的人更容易有失眠问题，人在戒烟后通常睡眠也会改善。我们将在第 7 章中探讨尼古丁对睡眠的影响以及如何将影响最小化。

最后，评估你的睡眠环境是否有助于睡眠。

1. 周围家人、邻居或车辆等制造的噪声是不是经常干扰你的睡眠？

2. 晚上，卧室的温度适宜吗？

3. 你的卧室够暗吗？

4. 你的床舒服吗？ 如果你和伴侣同睡一张床，你的床够大吗？

过多的噪声和过强的光线会干扰睡眠。同样，卧室太热或太冷，床不够舒服以及与伴侣睡的床过于小也会让你睡不好。我们将在第 7 章中探讨创造理想睡眠环境的方法。

白天的压力会导致失眠吗？

安德鲁又过了紧张的一天。早上一起来衬衫领上的纽扣坏了，然后上班途中，又碰上了水管破裂引起的交通堵塞。上班迟到后，安德鲁收到一封邮件，告知他今年薪水不会上涨。中午去信贷协会时，那里的电脑死机，队都排到了门外。

安德鲁回到家时，孩子们正在打架，妻子因为他忘记拿回干洗好的衣物而抱怨连连。草坪需要再次修理，马桶又漏水了。

等到上床时，安德鲁的脑子仍然在快速运转，头隐隐作痛，花了好几个小时才睡着。

安德鲁的案例说明，我们在工作、家庭和个人生活中面临多种多样的压力。虽然有些人可以很好地应对日常压力，但是有些人情绪和身体上的负面反应干扰了他们的睡眠、健康和幸福生活。

压力和失眠之间有着千丝万缕的联系：失眠常常始于对死亡或离婚等生活压力所作出的反应，是日常压力过多的第一个信号，而且许多慢性失眠患者在紧张的一天后，很难睡个好觉。

以下压力测试表与我给病人用的压力表相同，完成下面两个压力测试表，评估你当前的压力等级。

压力测试表1

按照不同领域的压力，圈出符合你实际情况的压力等级，1代表毫无压力，10代表压力最大。

工作	1	2	3	4	5	6	7	8	9	10
家庭	1	2	3	4	5	6	7	8	9	10
社会生活	1	2	3	4	5	6	7	8	9	10
财务	1	2	3	4	5	6	7	8	9	10
健康	1	2	3	4	5	6	7	8	9	10
生活状况	1	2	3	4	5	6	7	8	9	10
邻里关系	1	2	3	4	5	6	7	8	9	10

压力测试表2

以下清单中是一些常见的压力信号，每周自我审视一次，有相符情况就打钩。

感到挫败或生气＿＿＿＿
心怦怦直跳＿＿＿＿
躁动不安＿＿＿＿
呼吸浅且不规律＿＿＿＿
紧张＿＿＿＿
头痛＿＿＿＿
脖子或肩膀僵硬＿＿＿＿
胃痛、胃胀、消化不良、腹泻或便秘＿＿＿＿
手心发冷或出汗＿＿＿＿
尿频＿＿＿＿

如果你在压力测试表1中所圈数字大于或等于8，压力测试表2中打钩的情况有两项或两项以上，那么你现在承受的日常压力可能相当高。

下面章节中将会谈到压力调试的方法，以帮助你每天放松身心，释放过多的压力。你也将学习识别和改变自己消极的抗压思想，并树立减压态度和信念，帮助你调试压力。通过控制自己的压力，你将睡得更好，身心健康状况也会得到改善。

生理问题、药物和心理问题

思想和行为在多数慢性失眠案例中扮演了主要角色，这是本书的一大中心主题。然而，生理和心理健康问题、某些潜在的睡眠障碍以及各种药物也会干扰睡眠，甚至在一些慢性失眠案例中扮演了主要角色。因此，判断这些因素是否正在影响你的睡眠是失眠自我评估中重要的一部分。

虽然生理或心理健康问题、睡眠障碍或药物在一定程度上会导致慢性失眠，但你要谨记，思想和行为才是失眠背后的罪魁祸首。因此，如果你的睡眠受到生理或心理健康问题的干扰，在接受相关治疗时，也要运用本书中的技巧。

影响睡眠的生理问题

干扰睡眠的生理问题多种多样。有时，导致睡眠不好的生理原因显而易见，如关节疼痛，但在其他时候，影响睡眠的生理问题并不明显，如甲状腺功能亢进。

以下是干扰睡眠的常见生理问题。如果你怀疑自己有其中的某项问题，或已经有段时间没看医生了，那就安排时间，做一个全面的身体检查，让医生看看是不是这些问题影响了你的睡眠。

- 心绞痛，即心肌缺氧造成心前区疼痛，影响睡眠；
- 哮喘、支气管炎和肺气肿会导致呼吸不畅，干扰睡眠；

- 过敏、鼻塞或咳嗽；

- 消化不良、胃食道逆流疾病或胃溃疡等胃肠疾病引起胃酸胃痛，干扰睡眠。这类问题可以通过饮食调理和服用药物来治疗；

- 膀胱问题，如尿频；

- 关节炎和慢性疼痛；

- 头痛；

- 癫痫会导致脑电波异常，干扰睡眠；

- 甲状腺分泌过多所导致的甲状腺功能亢进；

- 肾病；

- 糖尿病和低血糖；

- 痴呆症或阿尔茨海默病，两者都会让人在晚上躁动不安、思维混乱，继而引起失眠。

妇女特有的生理状况

妇女有许多生理状况会干扰睡眠。例如，孕期后三个月失眠是很常见的，怀孕的压力、对孩子的期待、胎动和身体不适都会引起失眠。

怀孕8个月的帕蒂并不期待就寝时间的到来。她总是很难入睡，这或许是因为躺着不舒服，抑或是因为经常想到生产的压力。即使睡着，她也会在半夜频繁醒来，觉得热，或者胎儿压得膀胱难受。一觉醒来后，她感到精疲力竭。虽然知道咖啡因对胎儿不好，但她还是常常在早上喝杯咖啡醒醒神。

在怀孕期间有些失眠是正常且不可避免的，但像帕蒂这种孕期后三个月中的经常性失眠，完全可以靠本书第二部分和第三部分中的技巧予以克服。这些技巧也可以防止孕期中的短期失眠恶化为慢性失眠，其中第三部分中的压力调适法是许多妇女（甚至男性）应对孕期压力和焦虑的法宝。

更年期是干扰妇女睡眠的另一生理状况。一方面，更年期后的荷尔蒙变化会引起睡眠困难；另一方面，更年期的热潮红会引起体内燥热和夜间盗汗，进而干扰睡眠。此外，许多妇女在更年期出现的情绪变化和抑郁同样会引起失眠。

如果你正处于更年期，就向医生咨询一下如何治疗更年期综合征，这或许有助于改善你的睡眠。你也应该运用本书中的技巧，将更年期对睡眠的影响降到最低，并防止短期失眠演化为慢性失眠。最近的研究表明，第三部分中所描述的放松技巧可以有效降低更年期热潮红出现的频率和严重程度。

此外，经前综合征（PMS）也是影响睡眠的另一生理状况。一些妇女往往在月经来潮及经期坏脾气爆发时，出现睡眠困难的问题。我的许多女性患者都发现，疗程中的技巧可以有效控制PMS引起的睡眠问题。

处方药和非处方药

大多数处方药和非处方药都会干扰睡眠，要么是因为刺激作用，要么是因为戒断反应。此外，这些药物也会抑制深度睡眠或有梦睡眠，影响你的睡眠质量。

如果你正在服用处方药，就问问医生这些药会不会影响睡眠，可不可以调整剂量或换成另一种不会干扰睡眠的药物。在一些情况下，仅仅早点服药就可能会解决睡眠问题。如果你正在服用非处方药，在不确定药物是否含有不利于睡眠的成分时，就要仔细阅读药品标签或请教药剂师。

以下列举了一些会干扰睡眠的常见处方药和非处方药。

· 含咖啡因的镇痛药，如安诺星和埃克塞德林；

· 处方减肥药；

· 类固醇；

· 治高血压的 β-受体阻滞药和其他药物；

· 含兴奋剂的鼻塞减充血剂；

· 有刺激作用的哮喘药；

· 甲状腺激素；

· 一些抗抑郁药；

· 治疗帕金森病的药。

心理健康问题

抑郁症

人人都有伤心或沮丧的时候，但是10% ~ 20% 的美国人在某些时候会患上严重的抑郁症，而且数量还在不断攀升。这种抑郁症又被称为重性抑郁症，背后的诱发因素多种多样，包括遗传、寂寞、社会支持的缺乏、酗酒、吸毒、不顺心的生活、消极思想等。

　　虽然失眠，尤其是睡眠维持障碍和早醒型失眠是重性抑郁症的典型症状，但有些抑郁症患者反而会有过度睡眠或嗜睡的症状。

　　抑郁症患者还有许多其他的睡眠障碍，包括深睡减少、浅睡增多和快眼动睡眠（REM）过量。晚上睡觉时，抑郁症患者比非抑郁症患者更早进入 REM 阶段，而且在该阶段停留的时间更长。最近的研究还表明，抑郁症患者的梦境比非抑郁症患者更加压抑。

　　除了以上研究，一些事实还表明，抗抑郁药在某种程度上是通过抑制 REM 起作用的，这足以说明异常的有梦睡眠可能是引起抑郁的一大原因。颇为有趣的是，研究表明，剥夺 REM（在人开始做梦时叫醒他们）也可以抗抑郁，效果与抗抑郁药不相上下。不过遗憾的是，剥夺 REM 的做法既扰人又不切实际。

　　与抑郁症相关的另一种异常生理状况是体温节奏趋平，即抑郁症患者白天的体温起伏度低于常人。你也知道，失眠患者的体温节奏亦有这种问题。抑郁症患者的异常体温节奏可能是由抑郁后疲劳增加和锻炼减少所致的，最终会加剧失眠和抑郁情绪。

　　重性抑郁症不仅会影响睡眠，也会影响我们的思考、行为和社交方式。人在抑郁时，会感到绝望、无助，丧失生活的乐趣。抑郁的人也更容易出现各种各样的健康问题，如心血管疾病和寿命折短。此外，抑郁症会削弱免疫系统，甚至导致自杀。因此，如果你现在患有严重的抑郁症，一定要寻求专业诊断和治疗。

　　想想在过去的两个月里，你是否连续两周几乎天天出现以下某种症状，以确定你是否患有重性抑郁症。

　　1. 相当强烈和无法排解的忧郁情绪，感到伤心、沮丧、绝望、消沉、低落和烦躁；

2. 几乎对所有的日常活动和消遣丧失了兴趣，觉得一切了无生趣；

3. 没有节食减肥却食欲缺乏、体重猛降，或者食欲大增、体重猛增；

4. 失眠；

5. 明显地坐立不安或无精打采；

6. 对性生活丧失兴趣；

7. 疲劳或无力；

8. 感到自己一无是处或内疚；

9. 思考力或注意力下降；

10. 有死亡或自杀的念头。

如果你出现症状 1 或症状 2，且症状 3—10 中至少出现 4 种，那你可能患有重性抑郁症，应该寻求专业诊断和治疗。

重性抑郁症有许多治疗方式，其中一种疗法就是服用抗抑郁药物，如百忧解，这在 70% 的病例中都十分有效。这些药物不会让人上瘾，往往几周就可以缓解抑郁症，但也可能会引起一些短暂的副作用，如口干和便秘。

治疗抑郁症最有效的非药物疗法是认知疗法，而"认知"就说明该疗法与你的思想有关。我们的消极情绪和压力来自负面和扭曲的想法。基于这个前提，认知疗法会教我们识别、对抗和改变这些负面和扭曲的思考模式，摆脱抑郁情绪。对于许多抑郁症患者来说，认知疗法的效果与抗抑郁药旗鼓相当，且无任何副作用。当然，在某些情况下，认知疗法和抗抑郁药的有机结合是治疗抑郁症的最有效方式。

如果你有部分重性抑郁症状，那你可能只患有轻微或中度抑郁症，有时是慢性失眠引起的。在这种情况下，本书中的技巧在改善睡眠的同时，也改善情绪。我们稍后会谈到，锻炼也可以有效缓解轻微到中度的抑郁症。

焦虑症

焦虑症是另一种影响睡眠的普遍心理问题。焦虑是忧虑、苦恼或恐惧的感受，跟压力有根本性的差异。压力是对外部可辨认的压力源或事件产生的反应，而焦虑则会在没有任何可辨认的事件或诱因情况下产生。

一些焦虑是有益的，它会鞭策我们事先做好打算、寻找备选方案、反复演练并对消极后果做好心理准备。可是，过多的焦虑则会影响我们的睡眠、工作、愉快感和人际关系。

过多的焦虑会妨碍日常生活，产生不良影响，我们称之为广泛性焦虑症（GAD）。GAD 表现为持久、过度、不切实际且无法控制的担心，导致时时感到紧张不安。GAD 患者往往不能放松地享受生活。他们长期感到烦躁，注意力不集中，睡眠困难，且比一般人更容易患高血压、心律不齐、心脏病等疾病，更容易因心脏病而猝死。

GAD 的生理症状包括：

· 颤抖、神经过敏或易惊跳；

· 眼皮颤搐、眉头紧皱或面部紧张；

· 心跳过快、发汗、手冒冷汗或口干；

- 胃痉挛、喉咙梗塞或呼吸急促。

服用抗焦虑药是最常见的疗法，有助于控制 GAD。然而，与安眠药一样，这些药物也有副作用，如药物依赖和耐受性。有些人试图通过饮酒来治疗焦虑症，但实际上酒精会加剧焦虑症。

对于许多人来说，认知行为疗法是高效的非药物疗法，患者可以学习如何改变引起 GAD 的思想、行为和生理反应。第三部分所提及的自助式技巧也可以极其有效地控制焦虑症。实际上，许多研究都表明，这些技巧的效果并不亚于抗焦虑药，有时甚至更加有效。我们将在第 7 章探讨其他控制焦虑症的自助式技巧，包括减少咖啡因摄入，多锻炼。

创伤后应激障碍（PTSD）

创伤后应激障碍（PTSD）也可能会引起失眠，但这种情况比较少见。PTSD 患者会反复体验创伤性事件，如身体伤害、性虐待、战争或自然灾害。这种长期的创伤"重现"会引起恐惧、焦虑、身体紧张、失眠和噩梦。如果你曾受过创伤，觉得自己可能患上了 PTSD，就应该向心理健康专家寻求相关帮助。

潜在的睡眠障碍

睡眠呼吸暂停综合征

50 岁的詹姆斯常常抱怨白天嗜睡。他体重超标，患有高血压，一早醒来就头痛。詹姆斯的妻子说他睡觉时鼾声特别大，还经常半夜醒来，发出窒息或喘气声。可是，詹姆斯并不知道这些情况，还一味觉得自己睡得很好。

詹姆斯的这种症状被称为"睡眠呼吸暂停综合征"，这种症状在老年人、男性和超重人士中更为流行。这种睡眠障碍会让人在睡眠过程中发生 10 秒钟到几分钟的呼吸暂停，每晚反复发作上百次，而且某些睡姿特别容易引起这种情况，如仰躺。如果症状过于严重，患者会因为呼吸困难频频醒来，或许整晚都无法连续睡上 5 分钟。

呼吸暂停会造成血液中的含氧量下降，迫使心脏更努力地推动血液流动，维持血液的供氧量。因此，睡眠呼吸暂停会诱发高血压、中风和心脏病，也会引起慢性睡眠紊乱，让患者在白天感到精疲力竭、昏昏欲睡。在一些睡眠呼吸暂停综合征的案例里，严重的日间嗜睡甚至会造成交通事故。实际上，最近的一项研究发现，睡眠呼吸暂停综合征患者出车祸的可能性是其他人的 7 倍。所以，如果你在睡觉时有这样的症状，如每隔 10 秒或更长时间发出响亮的鼾声，且感到不能呼吸或发出喘气声，你也许就患有睡眠呼吸暂停综合征，应该到睡眠紊乱中心就诊。

引起呼吸暂停的原因多种多样，包括大脑呼吸中枢出现问题，舌头、扁桃体肥大、咽喉脂肪堆积或多余组织造成呼吸道阻塞以及咽喉或下巴构造异常。睡眠暂停的自助式疗法包括避免仰躺式睡姿（你可以在睡衣背面缝上一个网球，你就不会仰躺着睡觉了），用枕头将头部垫高，戒除酒精和安眠药（它们只会加剧病症）以及减肥。

持续正压通气（CPAP）是治疗睡眠呼吸暂停综合征的最有效疗法。患者戴着鼻罩躺在床上，连接鼻罩的机器将空气经由鼻罩推入鼻内，以保持呼吸道畅通。如果病情较严重，就可能需要通过手术来扩宽呼吸道或矫正上呼吸道。

周期性肢体抽动（PLM）

周期性肢体抽动（PLM）是另一项干扰睡眠的病症。不同于一些人入睡时偶尔的身体抽搐（所谓的"入睡抽搐"），PLM 一旦发作，患者就会出现手脚抽搐、痉挛甚至反复踢打的症状，可持续几分钟到几个小时。与睡眠呼吸暂停综合征一样，PLM 也会中断睡眠，让患者第二天感到疲惫和嗜睡。如果你一觉醒来后发现床上乱七八糟，或同床的人说你睡觉时抽搐或踢打，你可能就患有 PLM，应该到睡眠紊乱中心就诊。

实际上，睡眠研究者其实并不清楚 PLM 产生的原因，但睡前泡个热水澡有时可以缓解 PLM 症状。虽说服用让肌肉放松的药物可以抑制 PLM，帮助你睡个好觉，可谓是最为有效的疗法，但这些药物并不能治愈 PLM，而且会让人上瘾。不幸的是，当前人们并没有找到令人满意的非药物疗法来治愈 PLM。

采用通宵睡眠观察来诊断睡眠呼吸暂停综合征和周期性肢体抽动

通宵睡眠观察是准确诊断睡眠呼吸暂停综合征和周期性肢体抽动的唯一方法。这些研究在睡眠紊乱诊所进行，诊所中的私人房间与卧室或宾馆客房相似，配有浴室、电视和收音机。研究进行的晚上，患者在平常睡觉前一个小时到达，做好睡眠记录的相关准备：数个电极连接到患者的头皮上以得出脑电图，测量脑电波，连接至下巴和眼部周围以测量肌肉张力和眼部运动；感测器连接到患者身体上（通常将测量仪与耳垂连接），测量血液的含氧量、呼吸量、心率和腿部运动。我们称这种观察方法为多导睡眠图监测，因为在患者睡觉时会进行多种生理测量。

一旦连接好各种仪器，患者就开始睡觉，仪器则同步记录多种生理测量值。次日早上，睡眠专家对各种测量值进行分析，确定患者是否患有睡眠呼吸暂停综合征或周期性肢体抽动。

不宁腿

不宁腿是一种睡眠障碍，让人躺着时感到腿部不适，觉得好像有什么东西在小腿爬行。这种不适感一般在人清醒时出现，让人很难睡着。许多患 PLM 的人也有不宁腿症，而几乎所有患不宁腿症的人都有 PLM。

不宁腿会让人有活动双腿、反复按摩或到处走动的强烈愿望，以此缓解不适感。针对这种睡眠障碍的自助式技巧包括锻炼、戒除咖啡因以及靠膳食补充铁、钙、维生素 B。治疗不宁腿的常见疗法是服用各种镇静类药物，但这只能缓解病症，并不能根治。

睡眠相位后移综合征

有这种睡眠障碍的人直到深夜才能入睡，常常在凌晨 3 点或 4 点左右睡着。一旦睡着，他们通常可以睡七八个小时的好觉，醒后神清气爽。

与睡眠相位后移综合征相对的是睡眠相位前移综合征。这种症状在老年人群中最为常见，表现为晚上早睡（比如晚上 8 点左右），天还没亮就醒来，之后再也无法入睡。

睡眠相位后移和前移综合征分别由晚上体温下降过晚或和过早所致。睡眠紊乱中心会采用人造强光箱恢复正常体温节奏，治疗这两种睡眠障碍。

噩梦

噩梦是一种令人恐惧的梦，常常围绕危险、被追赶、被杀害或坠落等情景展开。因为我们的肌肉在做梦时是瘫痪的，所以噩梦中会感到处处受困，醒来后仍惊恐未定。噩梦通常出现在有梦睡眠占据主导的后半夜。

偶尔做噩梦是正常的，但是经常做噩梦就不正常了。噩梦背后的原因很多，如伤害、自然灾害之类的创伤性事件或仍在苦苦挣脱的心理斗争等。

治疗噩梦的一种方法是采用心理疗法缓和背后的心理斗争。另一种治疗方法是行为疗法，受梦魇困扰的患者可以写下噩梦的内容，改写不同的结果，并每天在心里预演新结果。

磨牙症

如果你在睡觉时磨牙，就可能患有磨牙症。这种睡眠障碍会损害牙齿，早上醒来后会下巴疼痛或头痛。治疗磨牙症的最常见方法是戴着橡皮牙套入睡，防止磨牙。压力似乎也会加重磨牙症，我的许多患者采用了第三部分中的减压技巧后，磨牙症得到显著缓解。

下一步

　　你现在已经完成了失眠的自我评估，应该更加了解导致你失眠的思想和行为。现在，你可以开始接受第 5 章到第 10 章中的 6 周疗程治疗。在疗程中，你将会进一步学习为什么思想和行为会引起失眠，更为重要的是，你将会学习如何循序渐进地改变这些思想和行为。

　　疗程开始之初，你要学习最具效力的一项技巧：认知重构。该技巧会教你怎样改变自己对睡眠的认知，这不仅会改善你的睡眠，也将会是你在各方面改善自我、改善生活的第一道催化剂。

2

改变与睡眠相关
的思想与行为

第五章　改变你对睡眠的想法

　　劳伦是一名35岁的自由撰稿人，她依然记得小时候躺在床上睡不着觉的情景。到大学毕业时，劳伦的生活就已经离不开永无止境的失眠了。晚上睡觉或半夜醒来时，她总害怕睡不着，担心第二天的状态会受影响或失眠会引发严重的健康问题。夜色渐深，劳伦越来越害怕自己又要面对一个不眠之夜，所以上床时间到了，也不敢关灯。她想象不到不用担心睡眠是什么滋味，只想知道自己一晚能不能睡5个小时以上。

　　劳伦的经历可能听起来非常熟悉，她对睡眠的想法是大多数失眠患者所共有的。在失眠的所有因素中，对睡眠强烈的负面想法是最为突出的因素。即使你意识到这种负面想法会加重失眠，可能也感到无能为力，这让失眠问题更令人沮丧和恼怒。

　　换个角度想，如果你的思想会导致失眠，难道它就不能战胜失眠吗？读完这章后，你就知道答案是"当然可以"。事实上，你将学习本书中最为有效的技巧之一，即改变对睡眠的负面想法，我们也称之为"认知重构"。这项技巧不仅对你的睡眠有极大帮助，而且会带来其他好处：

- 你会开始认识到思想对情绪和身体的强大影响，也会学习控制自己的消极想法和情绪，更加乐观向上；

- 你会发现克服失眠的力量源于你自己，源于你的思想，因此，你会更加自信，更能掌控睡眠；

- 你将为接下来要学习的认知压力调适法做好准备。

简言之，认知重构是多方面改善睡眠和改善自我的第一道催化剂。

首先，我们来看看有关安慰剂效应以及新兴心理神经免疫学方面的科学研究。这些振奋人心的发现改变了人们对身心的科学认知，将会帮助你了解睡眠观对失眠的巨大影响。你将认识到思想对情绪和身体的影响力超乎你的想象。

安慰剂效应和心理神经免疫学

你也许会惊讶地发现，20 世纪以前，医生开具的药物大多数都无关紧要，但患者的病情却仍然显著改善。怎么可能呢？其实，这是因为患者对医生和药物的信心启动了强大的自愈机制，引起了所谓的"安慰剂效应"。人们认为这种效应在药疗中起着强有力的作用。

在 20 世纪 50 年代，有一项关于安慰剂效应的案例研究充满了戏剧性。研究中，一名孕妇有恶心和呕吐的症状，于是医生给她开了一种药，并告诉她这种"新型"药物十分"有效"，可以快速缓解症状。不到 20 分钟，孕妇便不再恶心和呕吐，纵然她刚刚服用的是催吐的吐根。这项研究表明这名妇女对药物的信心强到可以抵消药物的生理作用。

现今，新开发的药物都必须与安慰剂进行比对，完成科学评估。接二连三的研究表明，几乎对于所有健康问题（包括焦虑症、抑郁症、疼痛、发烧、头痛、恶心、高血压、心绞痛、痤疮、哮喘、失眠、溃疡和关节炎），大约 1/3 的患者在服用安慰剂后，病情有所好转。实际上，大约 1/3 受疼痛折磨的患者对安慰剂的反应与吗啡无异，而吗啡可谓是有史以来最为强效的麻醉药！如果人们可以发现一种治愈功效堪比安慰剂效应的新药，那它肯定会被誉为灵丹妙药。

如果你正在服用安眠药，你可能没有意识到自己已经体验过安慰剂效应。你应该还记得，安眠药服用 6 周后就会丧失疗效。因此，如果你服用安眠药几个月后仍可以安睡，那就是安慰剂效应而非安眠药在起作用。同样，既然非处方助眠药物的效果并不高于糖片，那为什么似乎对许多失眠患者有用呢？这其中还是安慰剂效应的功劳！如果你服用安眠药后，不到 20 分钟就能入睡，那就是安慰剂效应在起作用，毕竟没有什么安眠药能见效如此之快！

尽管我们不知道安慰剂效应背后的确切机制，但有可能是源于思想对大脑和身体产生的化学影响。无论它是如何起作用，安慰剂效应可以有力地证明思想对情绪和身体的显著影响，可谓是最佳证据之一。安慰剂效应的强大力量意味着，就像罗宾一样，只要你对本疗程中的技巧充满信心，你的睡眠就会改善。

罗宾第一次打电话向我咨询失眠疗程时，我简要地描述了失眠疗程及其帮助患者克服失眠的成果。等到罗宾来找我看病时，她的睡眠已经显著改善了。为什么？因为她对疗程的信心引发了安慰剂效应，改善了她情绪、身体和睡眠。

有关心理和免疫系统关系的科学研究催生了一门新兴学科，即心理神经免疫学（PNI）。PNI研究是身心医学方面最严谨的研究，证明各种各样的心理压力，如寂寞、丧亲丧友、分居、离异等会弱化免疫功能，挑战了传统上心理和免疫系统功能不相关的理念。例如，一项发表于《新英格兰医学期刊》上的PNI研究表明，心理压力过高的人更容易患感冒。PNI研究还表明，放松技巧可以强化免疫系统功能。

消极睡眠思想

安慰剂效应和PNI证明了我们的思想可以影响情绪和身体，同样，消极睡眠思想（NSTs）也会对睡眠产生极大的不利影响。以下为一些NSTs例子，可能听起来非常熟悉：

"我昨晚没合过眼。"

"我一定要睡足8小时。"

"我的失眠会引发健康问题。"

"我害怕上床睡觉。"

"为什么每个人都那么容易入睡，我却不行？"

"昨晚没睡好，觉得好难受。"

"昨晚睡眠太糟糕了，今天怎么好好工作？"

"不吃安眠药就睡不着。"

你觉得这些NSTs会怎样影响你的睡眠？答案很简单，在你上床睡觉或半夜醒来时，NSTs会让你感到焦虑和沮丧，而这些消极情绪会启动应激反应，导致心跳、呼吸和脑电波速度加快、血压升高、肌张力增加（我将在第 8 章中详细探讨应激反应），从而激活脑部的清醒系统，削弱睡眠系统。结果可想而知，又是一夜失眠。

消极睡眠思想多种多样，却有许多共同点。第一，像膝跳反射一样，它们几乎会不自主地出现，你有时根本意识不到它们的存在以及它们对失眠的负面影响；第二，你将在本章中了解到，NSTs 往往是错误和扭曲的，尤其在寂静、漆黑夜晚中萌生的念头更是如此；此外，NSTs 看似是失眠后的正常反应，实则只会让你更加难以入眠。

认知重构

既然你已经对消极睡眠思想及其对睡眠的不良影响有了一定的了解，接下来就要学习如何运用认知重构来改变你的消极睡眠思想（这里的"认知重构"指改变你的想法）。

认知重构的目的简单却有力：帮助你认清自己的消极睡眠思想，重新树立正确、积极的睡眠思想。如此一来，你对失眠的焦虑和挫败感就会减少，更能放松身心，睡得更好。然而，你要记住，认知重构并不是让你否认失眠，而是让你以较积极和正常的方式来看待失眠。

在运用认知重构改善睡眠前，你必须先了解睡眠和失眠方面的一些重要科学发现。

8 小时睡眠谬论

你是不是告诉自己，如果睡不足 8 小时，白天就会精神不济？许多失眠人士都会这样自我暗示，乔迪就是如此。乔迪刚开始参加我的疗程时就告诉我，"她每晚至少需要 8 小时睡眠，才能保证第二天的工作效率，睡得越多，精神就越好"。另一名经常出差的患者常常对她丈夫说"我明天要赶早班机，今晚睡不足 7 个小时，明天肯定得难受"。

然而，"人人都要睡足 8 小时"的说法其实毫无根据。每个人的身高、体重各异，睡眠需求也就大不相同。例如，成年人每晚平均需要近 7.5 小时的睡眠，但大多数没睡足 7.5 小时的人也能有效工作。实际上，大约 20% 的人每晚睡眠不超过 6 小时，而且研究表明，一些每晚仅睡 3 小时的人也能正常工作，甚至有研究表明睡眠过量会让人昏昏欲睡。

以下三个问题可以帮助你判断自己是否睡足？

1. 你需要闹钟叫醒你吗？

2. 你经常在周末睡懒觉吗？

3. 你经常在看电视或参加会议、讲座等无聊或久坐的活动时打瞌睡吗？

如果三个问题的答案都是否定的，那你不仅有足够的睡眠，而且有睡眠过量的趋势。

这里要传达的信息非常重要：你要试着纠正对睡眠需求量的荒谬认识。如"没有 8 小时睡眠就不能好好做事"之类的消极睡眠思想可能并不准确，而且会引起无谓的焦虑，让你更容易失眠。

你要相信，即使睡眠不足 8 小时，你也能保持良好的精气神。如此一来，你就能控制消极睡眠思想，更容易入睡。

你比你想象中睡得更多

如果我问你昨晚睡了多久，你觉得自己的答案能有多精确？你觉得"昨晚没合眼"或"几天没睡"之类的答案切合实际吗？

不断有研究表明，失眠患者并不能精确估计自己的睡眠量。他们的估算与客观的脑电波记录有很大出入，往往会高估入睡需要的时间和半夜清醒的时间，低估总的睡眠时间。

难以相信吗？在斯坦福大学睡眠诊所的一项研究中，研究人员邀请 122 名失眠患者在实验室中度过一夜，并用脑电波记录测量患者的睡眠。结果表明，平均而言，患者对入睡需要的时间高估了 30 分钟，对总睡眠时间低估了一个小时。

为什么失眠患者有这样的睡眠"错觉"呢？一方面，他们将浅睡阶段（如阶段二的睡眠）误认为清醒阶段。可是，回想一下我们在前面提及的，阶段二的睡眠确实是睡眠阶段，因为在晚上，成人有一半时间、老年人有大部分时间都处于这个睡眠阶段。如果你在某些晚上睡得较浅，不确定自己是否睡着时，你很有可能正处于睡眠的第二阶段。

另一方面，失眠患者在不愉快的情况下，如躺在床上睡不着时，估测的时间往往比实际时间更长；反之，在放松和愉悦的情况下，我们会低估时间。如果稍微回忆一下，你肯定能回想起"度日如年"的不快经历和"时光飞逝"的愉悦经历。正如阿尔伯特·爱因斯坦所说："如果你在热炉上坐几分钟，那简直是度分如时，但如果你正沉浸于欢乐中，那就是度时如分。"因此，如果某个晚上，你不确定自己是否真的睡着，又觉得时间过得飞快，那你可能就已经睡着了。

告诉自己，你可能比想象中睡得更久，这是克服消极睡眠思想和改善睡眠的有效策略。

睡眠不足的影响

失眠最让你担心的是什么？你也许跟大多数睡不好的人一样，对睡眠不足的影响存在许多误解，所以担心失眠会波及白天的工作表现。这种误解在某种程度上是源于媒体片面和失真的报道。由于有些睡眠研究者不但认为美国人大多睡眠不足，正在积累"睡眠债"，而且抛出"每晚至少需要 8 小时睡眠"的言论，所以这些媒体跟风而行，在报道中过分强调睡眠不足的有害作用。

然而，媒体并没有报道事情的另一面。首先，科学研究并没有一致表明失眠会引发严重的健康问题，而且从未有人死于失眠。另外，我们的日间表现受多种因素的影响，如压力、营养、锻炼、酒精、药物、日照、时间以及遗传等，但失眠患者却常常错将日间表现完全归咎于睡眠不足。例如，我的一位病人就声称她的感冒是失眠所致的。虽然失眠可能会让她更易患感冒，但营养不良、缺乏锻炼、压力等其他因素也可能牵涉其中。

你要学着不将所有的不幸都归咎于失眠，这会减少你的消极睡眠思想，帮助你放松身心，改善睡眠，大大提升掌控睡眠的自信心。

分析了大量的科学证据后，许多睡眠研究者相信至少在短期内，我们对睡眠不足有强大的抵抗力，而且没有研究发现夜间睡眠欠佳会对日间表现产生明显的不良影响。一夜无眠会让年轻健康的志愿者在第二天感到困倦，却不会对工作表现有太大影响，似乎只有在执行一些单调、需要久坐的任务（如驾车）或创造性解决问题时，有表现出退化的迹象。

甚至长期失眠也只会让人感到疲惫不堪，并不会有太多其他影响，这从兰迪·加德纳的例子可以看出。在实验中，兰迪连续11天没睡觉，创下了世界不眠纪录。在此期间，他虽然变得越来越烦躁和困倦，但从未产生过幻觉。最后终于爬上床后，他在床上睡了不到 15 个小时，醒来觉得一切正常，没有任何不良反应。

兰迪的例子告诉我们，即使你睡眠严重不足，也不一定会造成严重后果，这可以帮助你调整对睡眠的消极看法。他的例子也强调了两个事实：一是我们不需要补回所有缺失的睡眠；二是如果你觉得自己几周都没睡觉，你不是陷入了不切实际的消极睡眠思想里，就是创下了新的世界纪录！

慢性睡眠不足对日间表现有什么影响？相当多的证据表明，对于大多数人来说，只要保持 70% 的正常睡眠（即平常睡 8 小时的人仅睡 5.5 小时左右），就仍然可以长时间保持思维敏捷度、记忆力以及解决问题的能力。我们来回顾一些相关研究。

水手、医生和大学生

在挑战消极睡眠思想最具价值的研究中，有些人对单人横跨大西洋赛艇选手的睡眠展开了研究。为了赢得赛事，选手们一方面尽量少睡（因为他们在睡觉时无法有效掌控航线和留意环境）；

另一方面还要有足够的睡眠来保持良好的状态，以应对暴风、黑暗、方向迷失或与大船相撞等紧急情况。这些研究表明，在几个月的航海征途中，表现最佳的水手平均每天仅睡5.5个小时。

以大学生和医生为对象的研究也表明，只要保持70%的正常睡眠，日间的表现就不会受影响。例如，有研究以大学情侣为对象，在8个月内将受试者的睡眠逐渐减少到每晚5.5个小时，以此研究慢性睡眠不足。在另一项长达2个月的研究中，大学生的睡眠时间被限定在5.5个小时。这两项研究发现，睡眠不足并没有对认知、行为或生理机能方面造成明显损害，这表明每晚睡眠缺失2~3小时，即使长达8个月，也不会导致明显的不良后果。

医生在接受住院医师培训时，必须连续数月，在睡眠有限的情况下，执行手术、急诊等医疗任务。在医疗训练中，住院医师每周必须工作90个甚至100个小时。每隔三四天，他们都要在医院随时待命36个小时，应付紧急事件。

在这36个小时内，住院医师很少睡觉。即使在一周余下的5天里每晚能睡8小时，但平均下来也只是每晚睡眠的5.5个小时。在培训中，神经外科医生每隔一天就得留院待命，虽然睡得更少，但仍可以完成脑部手术。

最后，还有两个关于睡眠不足的发现可以帮助你减少消极睡眠思想，改善睡眠。第一，研究表明，失眠患者平均每晚睡5.5个小时，比睡眠正常者少2小时，但日间表现并不逊于睡眠良好者。第二，只要睡眠时间不低于5.5个小时，日间的思维敏捷度就不会受太大影响。这些研究都表明，失眠通常不会影响你白天的反应力或表现。

核心睡眠

从研究中可以看出，只要保持 5.5 个小时左右的睡眠（一些睡眠研究员口中的"核心睡眠"），你白天的表现通常不会受什么影响。可是，核心睡眠为什么能够保证日间表现呢？这可能是因为核心睡眠中包括 100% 的深度睡眠，正如你在前面所了解到的，这是决定日间表现的关键睡眠阶段。

许多患者都问我核心睡眠是不是一定不能间断。实际上，研究表明，事实并非如此。例如，许多患者的睡眠常常因为婴儿或幼童半夜醒来而受到干扰，但他们在白天仍然能有效工作。实际上，军人、消防员、宇航员有时必须在睡眠极少或受干扰的情况下执行任务，但研究表明，在核心睡眠没有得到保证或只睡了 3 个小时的情况下，断断续续的睡眠可以让人保持良好的状态。

再如，阿波罗 13 号的航天员在 4 天内，每晚断断续续只睡了 3 个小时，却能够将受损的载人飞船引导回地球。尽管他们又急躁又疲惫，但仍在极具挑战性的环境中完美地完成了一系列操作。其他研究也表明，每隔 4 个小时睡 30 分钟或一天总共睡 3 个小时的人完全可以保持良好的状态。

关于核心睡眠的另一项重要发现是：如果你某晚上没有保证核心睡眠，你的大脑会在第二天晚上竭力弥补。我们怎么知道这一点呢？因为睡眠不足后，你的大脑会自动增加深度睡眠和有梦睡眠的比例来补偿缺失的睡眠，这也解释了为什么我们不必补回所有缺失的睡眠。你可以放心，你的大脑可以自动补足核心睡眠。

我们的身体也需要摄取核心的食物量才能运作，在这一点上睡眠和食物很相似。然而，大多数人为了保持体力，食物摄入量超过了核心的食物需求量。同样，我们也可以长期靠核心睡眠来保持良好的表现，但大多数人觉得如果不补充一些额外的睡眠或研究员口中的"选择性睡眠"，就不能达到最佳状态。

从这层意义上说，部分失眠或整夜无眠的影响就如同少吃一顿饭或斋戒一天。既然挨饿几天后，我们的身体并无大恙，那我们也能好几天不睡觉。然而，缺乏睡眠会引发焦虑，缺乏食物则不会！

告诉自己，你可以靠核心睡眠来保持良好的状态，这是应对NSTs的高效策略。实际上，运用这项技巧，几乎我所有的患者都能更轻松地看待睡眠，当然也睡得更好。这项策略也会制造安慰剂效应，帮助你改善睡眠和日间表现，让你认识到控制失眠的力量来自你的思想，你会更加富有力量。

失眠与白天的情绪

既然失眠不会对日间反应力或表现产生明显影响，那它的主要后果是什么？思考一下这个问题，你就会认识到失眠主要会影响白天的情绪，让人感到易怒、沮丧、焦虑、轻微忧虑、疲惫或缺乏动力。认识到这一点对于降低失眠的恐惧与消极睡眠思想十分重要，这表示在大多数情况下，如果你没睡好，那最糟糕的事莫过于情绪受影响。

同样，你也必须知道，虽然白天的情绪异常是由睡眠不足所致的，但也是NSTs直接导致的后果。例如，早上起床时，你是

不是告诉自己 "我只睡了 5 个小时，今天肯定不能好好工作"？如果是，那你觉得 NSTs 是怎样影响你白天的情绪的？当然是通过制造负安慰剂效应来影响！正安慰剂效应会改善情绪，而负安慰剂效应则会破坏情绪。如果你一起床就想着今天会是糟糕的一天，那你有可能会有美好的一天吗？

你只要自行验证一下，就会知道失眠对白天情绪的影响部分是源于你的 NSTs。回想一下，你生活中肯定有这样的经历，当你因为一些令人愉快的事（如度假、午夜社交派对等）而睡眠不足时，你白天的情绪并不会受影响，既不会沮丧，也不会气恼。因为这些事情都在我们的掌控之中，所以并不会引起 NSTs。

因此，你要记住，白天表现不佳是由睡眠不足以及你对其产生的消极思想共同导致的。这意味着，如果你没有睡好，就要抑制消极睡眠思想，以此减少睡眠不足对白天情绪的影响。这也是用思想更好地掌控情绪和日间表现的有效方法。

每天都要认知重构

既然你已经熟悉了关于睡眠和失眠的重要科学发现，你应该能够以更积极、更正确的态度对待睡眠，你的睡眠也可能开始有所改善。

然而，为了充分改善你的睡眠，你要不断发现自己消极的睡眠思想，树立更正确、更积极的睡眠思想。首先，你要更清楚地了解自己的消极睡眠思想，但这并不容易，因为消极睡眠思想会在你毫无意识的情况下出现。因此，你必须写下你的消极睡眠思想，帮助自己看清这些想法是多么扭曲和错误的。

在本章结尾，花点儿时间看一下你之前用于确定"基线"睡眠模式的"60秒睡眠日志"，你现在每天早上应该还在坚持填写。你要注意，本章结尾的日志中多出了一项新条目，辅助你记录消极睡眠思想。

每早填写"60秒睡眠日志"时，记下你睡前、半夜醒来或早上起床时萌生的消极睡眠想法，然后再看看这些想法是否过于消极或不够准确，有没有用"恐怖""可怕"或"糟糕"等字眼来形容一夜不佳的睡眠。你所用的这些字眼反映了你对睡眠的看法。

接下来，你要摆脱消极睡眠思想，确立正确、积极的睡眠思想（我称之为"积极睡眠思想"）。本章末为你提供了一些积极睡眠思想的范例，助你一臂之力。这些积极睡眠思想并非无据可查，而是依托于本章中睡眠和失眠方面的研究以及第2章中失眠生理学的相关资料。我的患者也采用了同样的积极睡眠思想来改变消极睡眠思想。

浏览一下这些积极睡眠思想，选择最吸引你的想法或给出自己的积极睡眠思想。然后，每天早上，在睡眠日志"消极睡眠思想"条目下面的空白处写下积极睡眠思想。你或许可以像我的许多患者一样，将积极睡眠思想清单放在床头，难以入睡时拿出来读一读。

本章末尾也收录了"第一周进步总结"，帮助你系统地追踪认知重构进展。回顾了一周的七篇睡眠日志后，你就应该完成进步总结。稍微浏览一下，你就会发现，进步总结中的一些内容可以帮助你追踪当前的睡眠模式以及认知重构技巧的使用情况。总结也涉及安眠药使用方面的条目，可以在你运用第3章所提及的减药技巧期间，帮助你掌握服用安眠药的状况。

如果你每天都在进步总结上记录积极睡眠思想，并且经常在心理上进行认知重构，那就恭喜自己吧！如果没有，你就更应该鞭策自己，坚持天天进行认知重构。

你不仅要坚持填写"60 秒睡眠日志"，也要在剩下的 5 周疗程中，继续填写每周进步总结，追踪睡眠的改善情况。实际上，你也可以将第一周进步总结中的睡眠模式与第 4 章自我评估得出的"基线"睡眠模式进行客观对比，确定自己的睡眠是否有所改善。你可能会发现自己失眠的次数或安眠药服用次数都减少了。

本章开头提到的劳伦正是通过系统性的认知重构，大大改善了睡眠。首先，她在每天的睡眠日志中记录了自己的消极睡眠思想，包括：

"我肯定再也睡不着了。"

"我不吃安眠药就睡不着。"

"今晚又要失眠了。"

"我的失眠越发严重了。"

"我需要更多的睡眠。"

"噢，不要吧，我还没睡着！"

然后，劳伦每天都在睡眠日志中写下一条积极睡眠思想：

"我迟早会再睡着的，哪次不是这样。"

"我需要的睡眠并没有所想的那么多。"

"我睡得越来越好了。"

"只要学了这些技巧，我就会睡得更好。"

"只要补充核心睡眠，白天就能好好工作。"

结果怎样呢？进行了一周的认知重构后，劳伦说"这是我这些年来睡得最好的一周了"。4周后，她差不多可以睡7个小时。8周后，她告诉我："我竟然可以进步这么快，真是令人惊讶。我轻轻松松地就能睡着，半夜也很少会醒来。每晚睡8小时的睡眠让我精力充沛，想到睡眠也不会恐慌。我又重拾了自信，能够全新地认识自己，真是太兴奋了！"

每天坚持认知重构，你也能开始更积极、更自信地看待睡眠。你将能更好地掌控睡眠，不久就能睡得更好。你也会发现自己能够控制消极想法，态度更加积极，并意识到思想对情绪、健康和幸福的益处。我们将在第三部分中再次探讨这予人力量的想法。

60秒睡眠日志

夜晚＿＿＿＿＿＿＿＿＿＿＿＿　日期＿＿＿＿＿＿＿＿＿＿＿＿

1.昨晚什么时候上床？＿＿＿＿＿＿＿＿＿＿＿＿＿＿＿＿＿

什么时候关灯？＿＿＿＿＿＿＿＿＿＿＿＿＿＿＿＿＿＿＿＿

2.大概多久睡着？＿＿＿＿＿＿＿＿＿＿＿＿＿＿＿＿＿＿＿

3.夜晚大概醒几次？＿＿＿＿＿＿＿＿＿＿＿＿＿＿＿＿＿＿

4.每次醒来后，大约清醒多久？＿＿＿＿＿＿＿＿＿＿＿＿＿

第一次＿＿＿＿＿＿＿＿＿＿　第二次＿＿＿＿＿＿＿＿＿＿

第三次＿＿＿＿＿＿＿＿＿＿　第四次＿＿＿＿＿＿＿＿＿＿

5.早上最后一次醒来是什么时候？＿＿＿＿＿＿＿＿＿＿＿＿

什么时候起床？＿＿＿＿＿＿＿＿＿＿＿＿＿＿＿＿＿＿＿＿

6.昨晚大约睡了几个小时？＿＿＿＿＿＿＿＿＿＿＿＿＿＿＿

7.昨晚为睡眠分配了几个小时（"关灯"到"起床"间的时间）？

_____

8.评估一下昨晚的睡眠质量：

1	2	3	4	5
极好				差

9.服用的安眠药_____

10.消极睡眠思想_____

　　积极睡眠思想_____

积极睡眠思想

如果补足核心睡眠，我的表现就不会受太大影响。

我可能比想象中睡得更多。

我白天的表现不光受睡眠的影响。

既然之前好几晚失眠都熬过了，这次肯定也没问题。

如果我昨晚没睡好，今晚就更容易睡好，因为身体需要补回核心睡眠。

我白天表现欠佳一部分是因为消极睡眠思想。

睡眠需求量因人而异。

没有证据可以证明失眠会引起健康问题。

在大部分情况下，睡不好最糟糕的情况无外乎是白天情绪受影响。

如果睡了5.5个小时就醒来，那核心睡眠量也达到了。

夜晚体温渐渐下降，我就更有可能睡着。

在梦的开始或结束时，头脑清醒是正常的，睡意马上就会袭来。

随着白天体温渐渐升高，状态也会越来越好。

学习了这些行为技巧后，我的睡眠就会改善。

这些技巧对别人有用，对我也会有用。

第一周进步总结

1.评估你这周的睡眠模式：

a) 睡了几夜好觉_____

b) 有几夜保证了核心睡眠（睡眠不少于5.5个小时）_____

_____

c) 失眠了几个晚上_____

2.在几篇睡眠日志上记录了积极睡眠思想？_____

_____

3.这周，你是否经常在心里进行认知重构？（选择一项）

经常

偶尔

从来没有

4.评估你安眠药的服用情况：

a) 有几个晚上没有服药_____

b) 有几个晚上减少了药剂_____

c) 有几个晚上照平常剂量服用_____

第六章　养成助眠好习惯

威廉一向都睡得好，是所有失眠患者羡慕的对象。他的床发出的睡眠暗示十分强，甚至可以让他在晚餐时喝杯卡布奇诺、睡前与妻子大吵一番后，仍然一碰枕头就睡着。经常失眠的陶德与他的情况恰好相反。几年失眠后，在他的潜意识里，已经将床与挫败感、清醒紧密联系在一起，所以一上床就会让他感到焦虑和难以入眠。

人是习惯的生物，而睡眠则是习惯的产物。跟大多数失眠患者一样，陶德并没有意识到自己为了应付失眠而养成的习惯，如早点上床补眠、在床上休息、"努力一点儿就能睡着"的态度实际上会加剧失眠。这些习惯会削弱大脑的睡眠系统，与清醒紧密地联系在一起，发出强大的失眠暗示。

在本章中，你将学到一些强化大脑睡眠系统的习惯和行为，让床与睡眠紧密联系起来。这些技巧在改善你睡眠、情绪和精力的同时，也会让你更相信自己有能力改变睡眠与行为。

睡眠计划法

睡眠计划包括你什么时候上床、什么时候起床以及在床上待多久。在运用睡眠计划法改善睡眠前，你首先要掌握两个基本概念，即睡前清醒和睡眠效率。

睡前清醒和睡眠效率

睡前清醒指你早上起床到晚上关灯睡觉前的一段时间。睡前清醒时间越长，大脑睡眠的欲望就会越大，我们就睡得越好，这是睡眠系统遵循的一项基本原则。

其中的原因显而易见，睡前清醒越久，我们的日照时间与身体活动就越多，体温起伏越大。如此一来，睡眠系统会进一步强化，我们也就睡得更好。因此，你起得越早、睡得越晚，睡前清醒时间就会越长，自然就睡得更好。此外，你也会入睡得更快，半夜醒来的次数和时间都会减少，睡得更香甜，睡眠时间更长。

睡眠效率是睡眠时间与床上时间之比，即：

$$睡眠效率 = \frac{睡眠时间}{床上时间}$$

你应该记得，"60 秒睡眠日志"中的床上时间指关灯睡觉到早上起床的这段时间。因此，如果你晚上在床上躺了 8 个小时，却只睡了 6 个小时，那你的睡眠效率为 75%。睡眠良好者平均的睡眠效率为 90%，仅有 10% 的时间是处于清醒状态的。相比之下，睡眠不佳的人一般平均的睡眠效率为 65%，有 1/3 的时间是处于清醒状态的。

你可能认为睡眠量是区分正常睡眠和失眠的最佳标准，但实际上，睡眠效率是更好的鉴别标准。睡眠效率也在睡眠的自我暗示中扮演了主要角色。为什么呢？因为睡得好的人在床上的大部分时间都是在睡觉，对他们而言，床时刻都发出强有力的睡眠暗示。

然而，失眠患者躺在床上时，大约有 1/3 的时间都处于紧张、挫败的清醒状态，所以床就成为清醒和挫败的代名词。实际上，由于一些失眠患者在床上的清醒时间多于睡眠时间，所以床发出的失眠暗示远强于睡眠暗示！只要学会提高睡眠效率的方法，床发出的睡眠暗示就会更强，你的睡眠当然就会改善。

提高睡眠效率的一种方法是学会增加睡眠时间。该疗程中的所有技巧都是为失眠患者量身打造的。在疗程帮助下，你可以更容易入睡，半夜醒来的次数和时间会减少，醒后也能更快地重新入睡，你的睡眠效率自然会提高。减少床上时间是提高睡眠效率的另一种方法，我们稍后会谈到这一点。

固定起床时间

为了补充睡眠，许多失眠患者都会在周末或失眠后睡懒觉。这种做法可以让你在床上多睡或多休息几个小时，在短期内可能有一定作用，但实际上因为种种原因，这种做法长期下来会导致失眠。

回想一下，我们早上起床活动、接触阳光时，体温就开始上升。如果你在周末或失眠后起得很晚，你开始活动与接触日照的时间会推迟，体温上升的时间也会后移。体温上升时间推迟了几个小时，夜晚体温下降的时间也会相应推迟几个小时。因此，如果你按平常的时间上床，你会睡不着，因为你的体温太高了。

周日失眠在失眠患者中很常见，甚至会影响睡眠良好的人，其主要原因就是周末睡懒觉。你可能觉得周日失眠是由周末到工作日过渡中的心理调整引起的，但它其实往往是由周末晚睡晚起所造成的。晚睡晚起会延后体温节奏，所以周日晚上睡觉时，居高不下的体温让我们更难入睡。

虽然周日晚睡让你的体温有更多时间下降，以此弥补周末晚起造成的后果，但大多数失眠患者往往反其道而行，为了好好开始一周的工作，常常提早上床，争取睡个好觉。

周末或失眠后晚起引起的睡眠紊乱与飞行时差反应的成因同理。快速跨时区会改变我们的日照时间和体温节奏，引起时差反应。比方说，你住在波士顿，一般晚上 11 点上床睡觉，早上 7 点起床。如果你要飞往丹佛，并在那里待上几天，那你体温上升与下降的起始时间就会延后 2 个小时，因为丹佛日出、日落的时间比波士顿晚 2 个小时。回到波士顿后，如果你仍按波士顿时间晚上 11 点上床睡觉，你会很难睡着，因为你的体温还停留在丹佛时间晚上 9 点。

如果在周末或一夜难眠后睡懒觉，你接受光照的时间就会推迟，这与引起时差反应一样，只是没登上飞机而已！正如有些人的睡眠易受 1 小时时差的干扰，一些失眠患者多睡或少睡 1 个小时，睡眠都会受到影响。

周末或一夜难眠后睡懒觉也会让人难以睡安稳。如果你某天早上起得较晚，晚上又按平常时间上床睡觉，你睡前的清醒时间就会减少，体温节奏升降幅度也会降到最低，这会削弱睡眠系统，让你更难酣睡一整晚。

因此，睡眠计划法的第一条规则就是：无论你前一晚睡得多糟糕，每天都要在大致相同的时间起床，周末也不例外。你可以选择喜欢的起床时间，定好闹钟，每天要在闹钟响前或响后半小时内起床。你也应该安排一些令人愉快的清晨活动，如阅读、锻炼、遛狗或散步，这会让你更有可能按时起床。运用本章结尾的第二周进步总结，你可以明确自己是否按时起床。

如果你一晚没睡好，觉得必须要睡个懒觉，补一下睡眠，那你最多只能再多睡1个小时。起床后要尽快见一下阳光，让体温升高。你也可以配合早上的补眠，推迟晚上睡觉的时间，这可以增加睡前清醒的时间，让体温有更多时间下降。

只要定下固定的起床时间，你会睡得更快、更熟，半夜醒来的次数与时间会减少。你也会提高睡眠效率，使床成为更强烈的睡眠暗示，你甚至会睡得更好。

减少给睡眠分配的时间

失眠患者经常早早上床酝酿睡眠，希望能够多睡一会儿或提高早点入睡的概率，或者弥补缺失的睡眠，这是他们应付失眠的惯用策略。当然，也有些失眠患者纯粹是因为无聊才提早上床。

实际上，早早上床不仅不能增加睡眠时间，反而会让失眠进一步恶化。原因很简单，你越早上床，在床上躺的时间越久，睡前清醒的时间就会越长，而这会削弱睡眠系统，加剧失眠。长此以往，床上时间过多会降低睡眠效率，床发出的清醒暗示也会更加强烈。

因此，睡眠计划法的第二条规则就是：减少在床上的时间，让它更趋近于每晚平均的睡眠时间。假设你的睡眠日志显示，你平均每晚睡 5 个小时，在床上的时间为 8 个小时，那你就要将床上时间减少到 5 个小时左右。你可以晚点上床或早点起床，也可以双管齐下。

只要在平均睡眠时间上再加 1 个小时，你就可以确定你最多可以待在床上的时间。如果你平均的睡眠时间为 5 个小时，那你在床上的时间应该控制在 7 个小时以内（不过，你在床上待的时间不能少于 5.5 个小时，否则就不能获得核心睡眠）。

另外，用你打算起床的时间减去最多待在床上的时间，你就可以确定上床睡觉的最早时间。如果你决定自己最多能在床上待 6 个小时，而且打算每天早上 6 点起床，那么不管你有多累，都应该在半夜 12 点后才能上床。

你可能觉得减少在床上的时间会减少睡眠时间，但事实则恰恰相反。实际上，这会增加睡前清醒时间，强化睡眠系统，继而增加总的睡眠时间。此外，你的睡眠效率也会提高，床与睡眠之间的联系也会更加紧密。

当然，减少床上时间只是短期的做法。一旦你的睡眠效率增加到 85%（睡眠正常者的平均睡眠效率为 90%），就无须再继续减少床上时间。如果连续 2 周以来，你的睡眠效率都不低于 85%，而且有信心继续保持这种睡眠效率，那你可以每周增加 15 分钟的床上时间。长此以往，你终将获得令你满意的睡眠量。现在就可以开始运用本章结尾的每周进步总结，来追踪你的睡眠效率。

我补充以下几点建议，帮助你减少床上时间，让它更趋近于你的平均睡眠时间，建议如下：

1. 如果你决定晚点上床、早点起床或双管齐下，那就充分利用起床后盈余的时间做其他事或愉悦一下身心。

2. 如果觉得非常疲惫，很难推迟上床时间，那就在睡前几个小时活动一下筋骨，比如散步或做家务，以此抵御疲劳的侵袭。如果你整晚都躺在沙发上看电视，要想推迟上床时间就更加困难了。

3. 睡眠系统不像开关一样可以随意开启，所以许多失眠患者在晚上 11 点前无法工作或者正常地思考，却期待在 11 点半前睡着，并能一夜好眠，这在时间上是不可能的。

你必须在睡前 1 个小时逐渐平静下来。你可以做一些令人放松的事，比如读点闲书、搞些业余爱好、听听音乐等。这段时间，尽量避免刺激类活动，如打电话、争论、吵架、处理公事、玩电脑、付账单或看一些令人不快的电视节目。

然而，如果你在这段时间过于放松，还没到点就想睡觉，那你可以做些简单运动，消除疲劳。例如，你可以在电视广告期间或每读完 10 页书后四处走走。

4. 如果你决定每天提早起床，以减少床上时间，那最好相应地安排些早起后的活动，比如锻炼、遛狗、边读报边喝咖啡等。这些方法有助于提神，让你更有可能按时早起。

午　睡

你有没有想过，为什么一到下午，你就会感到情绪不佳、反应力突降，尤其是在前一晚没睡好的情况下？许多人认为这是由于午饭吃太多，但事实上，这是因为我们天生有午后小睡的生理倾向。

无论是刚学步的孩子，还是老人都有午睡倾向，甚至午睡在一些国家已经成为一种文化。种种证据让睡眠研究者得出了同样的结论：午睡是人天生的作息习惯。无论我们是否吃过午饭，体温轻微下降时，这种生理上的午睡欲望也会随之出现，且其势头之猛，堪比夜晚睡意的压迫，即使睡得相当好的人也不例外。睡眠研究人员还发现，午后情绪跌落、反应力下滑会使工作表现变得糟糕，尤其是一夜失眠后。

在许多文化里，尤其是赤道附近的文化里，午睡是人们日常生活中必不可少的一个部分。这表明午睡可能是人类进化机制中的一部分，目的在于帮助我们避开正午火辣的阳光。不过，由于午睡的欲望明显弱于夜晚睡觉的欲望，所以我们可以将它压制下去（或靠咖啡因撑过去）。此外，因为午睡与工作时间相冲突，所以在工业化国家开始越来越少见了（大学生和老年人除外，因为他们有更多午睡机会）。不幸的是，午睡的减少可能会降低下午的反应力和工作效率。

关于午睡的研究表明，下午短短十分钟的小睡也可以提高反应力、改善情绪与精神状态，尤其是在前一晚没睡好的情况下。另一项研究发现，如果长距离飞行的飞行员可以在驾驶舱中小睡一会儿（在没有驾驶飞机的时候），他们就会更有精神、思维更敏捷、警觉性更高，表现也就会更好。还有一些证据表明，午睡可能对健康还有其他好处。在希腊进行的一项研究发现，希腊冠心病的发病率减少了 30% 与当地人午睡的习惯不无相关。

如果你有午睡的机会，就小睡一下，特别是在前一晚没睡好后更应该午睡。午睡醒来后，你的思维会更敏捷，精力更充沛。可是，你要确保你的午睡时间不超过 45 分钟，而且不要在下午 4 点后午睡。否则，你可能会进入深睡状态，醒来后，会有一段时间感到眩晕无力，而且会减少晚上睡觉的欲望。

有趣的是，有证据表明，下午单单是小憩一会儿也能改善情绪。可想而知，也许改善情绪的重要因素并非睡眠本身，而是小憩和午休时的放松状态，这一点在探讨放松技巧时会再次提及。

刺激控制法

我们有许多日常行为都会受到周围环境的暗示与刺激。例如，多年来，人们一直将电影院与爆米花联系在一起，所以许多人即使饱餐一顿后，到了电影院也会想再来一桶爆米花。由于我们屡次将它们联系在一起，所以一看到电影院就会想吃爆米花。这就是刺激控制下的一种表现。

刺激控制的例子数不胜数。再如，一到正午或走进厨房时，就觉得饥肠辘辘；白天电话响没什么感觉，半夜听到电话铃声就感到不安；爱吸烟的人一喝咖啡，就会习惯性地掏烟。以上种种表现都是源于环境对行为的暗示。

正如白天的刺激影响着我们的许多行为一样，我们的睡眠亦是如此。对于睡得好的人来说，多年的好睡眠已经让床发出强烈的睡眠暗示。实际上，睡得好的人即使想在床上看会儿电视或读点儿书，也会没过多久就昏昏欲睡了。

对于睡得不好的人来说，情况则恰好相反。好几个晚上的失眠已经让床与卧室发出了强烈的失眠暗示，所以仅仅爬上床就触发了清醒反应。其实，失眠患者经常在客厅的电视机前睡着，但一爬上床，就完全清醒过来了。

失眠患者的许多行为都会让床发出清醒暗示。例如，有些人会在卧室看电视、打电话、看办公资料、学习或跟爱人解决问题，而另外有些人上床不是因为想睡觉，而是因为爱人上床了，正是这些行为加强了床与清醒间的联系。

另外还有一种行为也会让床发出清醒暗示，即强制入睡。有些人睡不着的时候，会强迫自己入睡，认为"只要努力一点儿就能睡着"。可是，我们不能强迫自己入睡。实际上，强制入睡会适得其反，让身体与精神更加兴奋，最终会强化清醒系统。

有一项研究证明了强制入睡的影响。在研究中，研究人员让一些受试者尽快睡着，最先睡着的人有现金奖励，再告诉另外一些受试者像往常一样入睡就行。最后，被提供现金奖励的受试者入睡需要的时间是其他受试者的3倍。这项研究表明，强制入睡会增加生理与心理上的兴奋感，让人的脑电波、心跳、呼吸加速，肌张力更强。这会让人更加难以入睡，也让人一看到床就会失眠。

刺激控制步骤是理查德·布特森博士的研究成果，主要用于帮助你切断床与失眠间的联系。我对布特森博士的方法做了些许修改，让你做起来更容易，也便于你建立床与困倦、睡眠之间的联系。步骤如下：

第一步：卧室仅用于睡觉等相关活动。不要在卧室里看电视、工作、学习或打电话。如果在床上读书或看电视可以帮助你入睡，那务必将时间限定在 20~30 分钟以内，不要妄想读书或看电视的时间久一些会引起睡意。（如果必要的话，可以设置定时器，控制关灯或关电视的时间，这样你睡着后就不太容易醒来。）你的目标就是将清醒驱逐出卧室，建立卧室与困倦、睡眠之间的联系。

第二步：既然你的目标是将床与睡眠拴在一块，就要保证你上床睡觉时，正好感觉昏昏欲睡。否则，你更有可能会睡不着，只能躺在床上胡思乱想，强迫自己入睡。因为你一般起得较早或睡得较晚，减少了床上时间，睡前自然会觉得睡意浓浓。

此外，你要学会识别睡意袭来时身体内部发出的暗示，如眼睑下垂、点头打瞌睡、打哈欠或一行字读了好几遍都不明白，而不是靠外部暗示，如时钟、你爱人上床的时间或晚间新闻的结束。你的目标是将床与睡意联系在一起。

第三步：如果你二三十分钟内还没睡着，或半夜醒来后，没办法在二三十分钟内睡着，不要躺在床上瞎折腾（关注时间只会让你更担心睡不着，所以粗略估计一下就可以），最好去另一间房睡，或在床上做一些安静、放松的事，如看电视、读书、看杂志、浏览产品目录，等等，直到觉得困了再去睡。有需要的话，就反复重复这个过程，直到真正睡着。

睡不着时，在床上看看书或看会儿电视也是可以的，但最好1 个小时内就重新躺下睡觉，否则，你会将床与清醒联系在一起。如果你是去另一间房睡，千万不要在沙发上睡着了，否则你就是在告诉自己，沙发是你唯一能睡着的地方。

睡不着时，你也许会忍不住躺在床上，想着"再过几分钟，我一定能睡着"或"睡不着时读书，只会更加清醒"。然而，你要明白，在床上辗转反侧得越久，越勉强自己入睡，就会清醒得越久。

你也可能会担心，在床上读书或起床会打扰到你的爱人。可是，如果这可以改善你的睡眠和情绪，相信大部分人还是甘于忍受这小小的不便的，何况在床上翻来覆去比读书或起床更扰人。

最后，你要确保在你睡不着时，可以做一些令人放松的事情，否则，你会感到无聊和挫败，加剧失眠。

只要反复练习，刺激控制法将会让你更轻松地睡着，帮助你摆脱入睡前的挣扎，让你一看到床就想睡觉。你的床终将发出更为强烈的睡眠暗示而非清醒暗示，来看看我的病人迈克尔是怎么做的。

迈克尔来参加我的疗程治疗时，平均每晚半夜都会醒来 2 个小时。他经常在床上浏览工作相关的资料或看电视，半夜醒来睡不着时，就在床上翻来覆去。

参加疗程后，迈克尔开始练习刺激控制法，夜夜如此。他不再将卧室用作办公室或看电视的主要房间，而且半夜醒来 20 分钟内还无法重新入睡，他就会看看书。

这并不容易，但迈克尔一直坚持运用刺激控制法。虽然他的睡眠在第一周并未获得太大改善，但到了第二周，他就看到了效果。坚持练习 4 周后，在大多数夜晚，迈克尔都可以在 20 分钟内重新睡着，而且能够更轻松地看待睡眠。

你的第二周进步总结

睡眠计划法和刺激控制法需要努力和毅力，可能至少需要一周才能见到疗效，但最后明显改善的睡眠还是值得你一搏。只要坚持练习，这些方法会变得越来越简单，你也会越来越"自动地"去落实。

本章结尾收录了第二周进步总结，帮助你追踪方法的执行情况及其对睡眠的有利影响。稍微浏览一下，你就会发现它的填写方法与第一周进步总结一致，需要你回顾完本周的7篇睡眠日志后再填写。

你会发现，第二周进步总结与第一周进步总结相似，它所包含的条目会帮助你评估当前的睡眠模式、安眠药服用情况以及认知重构技巧的使用情况。其中也含有一些新条目，帮助你评估平均的睡眠时间、床上时间、睡眠效率、清醒次数、睡眠质量以及运用睡眠计划法、刺激控制法的频率。

完成第二周睡眠进步总结后，将其与第一周睡眠进步总结进行对比。你可能会注意到，自己睡好觉、睡足核心睡眠的次数越来越多，服用药物、失眠的次数越来越少。因为你练习睡眠计划法与刺激控制法的频率与睡眠的改善情况直接相关，所以你要在进步总结中作相应记录，以检查自己是否恪守这些方法。如果睡眠没有持续改善，你可能没有坚持落实这些方法，就需要再加一把劲。

你能改变自己的行为

只要有效运用本章中的方法，你不仅可以睡得更好，而且会意识到克服失眠的关键在于你自己，这会赋予你力量。你也会向自己证明，你有能力改变自己的行为，这种认知会让你更加自信、乐观、自尊自爱，也更能掌控自己的生活。

第二周进步总结

1.评估你这周的睡眠模式：

a）睡了几夜好觉_____

b）有几夜保证了核心睡眠（睡眠不少于5.5个小时）_____

_____

c）失眠了几个晚上_____

2.在几篇睡眠日志上记录了积极睡眠思想?_____

_____

3.这周，你是否经常在心里进行认知重构?（选择一项）

整个星期

经常

偶尔

从来没有

4.评估你安眠药的服用情况：

a）有几个晚上没有服药_____

b）有几个晚上减少了药剂_____

c）有几个晚上照平常剂量服用＿＿＿＿＿＿＿＿＿＿＿＿

5.追踪你的睡眠效率

a）你平均的睡眠时间（每晚几个小时）＿＿＿＿＿＿＿＿

b）你平均的床上时间（每晚几个小时）＿＿＿＿＿＿＿＿

c）你平均的睡眠效率（平均睡眠时间除以平均床上时间）＿＿

＿＿＿＿＿＿＿＿＿＿＿＿＿＿＿＿＿＿＿＿＿＿＿＿＿＿＿

6.追踪你的睡眠质量和起床时间一致性

a）根据睡眠日志评估你的平均睡眠质量＿＿＿＿＿＿＿＿

b）在你预设的起床时间内半小时起床的天数＿＿＿＿＿＿

7.这一周来，你是否经常运用睡眠计划法和刺激控制法？（选择一项）

经常

偶尔

从来没有

第七章 影响睡眠的生活方式与环境因素

　　我们的许多生活方式都会影响睡眠。在本章中，我们将会探讨怎样通过锻炼、日照及其他众多因素来改善睡眠，也会谈到怎样创造最佳的睡眠环境。

　　本章中的许多练习不仅会改善你的睡眠，也会从根本上显著改变你的生活。通过这些练习，你将会活得更长寿、更健康、更快乐，你也将拥有更健康的形象与更好的生活品质。

以锻炼改善睡眠和健康

久坐生活方式的后果

　　人类进化数万年以来，经常性的身体活动也在不断演化。的确，远古时期，我们的祖先们为了生存，每天都要进行打猎、采集食物等体力劳动。在人类进化的后期，日常的身体活动演变成了种植、播种和收割庄稼。

　　然而，放眼当下，在如此之短的时间内，我们的身体活动已经急剧减少。虽然原因多种多样，但室内工作环境、电脑、省力的设备、汽车、电视机才是罪魁祸首。这些现代技术的目的在于让生活变得更加舒适，但它们实际上创造了一种机械化的生活方式。我们不是坐在桌前，就是坐在车里或电视机前。虽然我们进化的目的并不是坐在沙发上享受，但许多人甚至都不想站起来转换电视机频道，也不想自己动手开车库门。

尽管公众都意识到静坐生活方式的害处，但缺乏运动在美国仍然十分普遍，至少 25% 的美国成年人缺乏运动、体重超标（儿童的数据也十分惊人）。因此，有相当大比例的美国人有慢性健康问题，如心脏病、高血压、糖尿病以及一些癌症，这些问题都与缺乏运动和肥胖直接相关。

不足为奇的是，有这些健康问题的人，英年早逝的风险也明显较高。在美国，每 10 例死亡中就有一例是由缺乏运动所导致的。

锻炼的好处

如果惯于久坐的成年人采用更为活跃的生活方式，参加更多的体育锻炼，那他们在身体上和精神上都会广泛受益，益处包括：

- 体重减轻、外表更佳、体态更健康；

- 焦虑、压力、抑郁感减少；

- 情绪和精力有所改善，幸福感增强；

- 自尊心、自信心、自我掌控感增强；

- 更加健康、长寿，生活质量更上一层楼；

- 病痛减少。

经常锻炼身体可以改善心血管功能、骨密度、免疫功能，降低血压和胆固醇，对你的身体大有裨益。有运动习惯的人患冠心病、高血压、糖尿病、骨质疏松症、肥胖症、腰背疼痛和直肠癌的可能性较小。

锻炼也能改善心理机能，是你宣泄体内过多紧张感的出口，为你释放愤怒与焦虑提供了健康的渠道。锻炼也有镇静的功效，比许多抗焦虑药物更能有效地减少焦虑。研究发现，锻炼后 5~10 分钟内，镇静功效就会出现，且至少会持续 4 个小时。因此，经常锻炼的人患焦虑症、抑郁症等心理疾病的可能性较小。

对于有抑郁症的患者而言，锻炼是有效的治疗方式。有一项研究发现，有轻度至中度抑郁症的患者刚开始锻炼时，一周内就能感到病情有所好转。久而久之，他们比那些接受短期或长期心理疗法的轻中度抑郁症患者进步更明显。锻炼也会增强自信心，改善情绪。锻炼的人往往自我感觉更良好，对自己的身材也更加自信。此外，因为锻炼可以改善外观，所以他人对你的赞美也会进一步增强你的自信心。

锻炼对身心有如此广泛的好处，如果它是一种药物，那肯定是医生最常开具的药物。证据当前，人们似乎认识到了锻炼的重要性，但令人费解的是，美国仍有成千上万的成年人维持着久坐的生活方式。

锻炼是睡眠助手

关于锻炼的研究中，有两项发现与失眠患者紧密相关。第一，失眠患者比睡眠良好者更习惯久坐的生活方式。缺乏运动会阻碍日常体温的升降节奏，引起失眠。因此，许多人受困于失眠、精神不济、锻炼减少直至失眠加剧的恶性循环之中。

第二，锻炼可以改善睡眠。锻炼时，体温会明显升高；锻炼后几个小时内，体温会持续回落。这种体温节奏会让你更容易睡着，睡得更安稳。

睡前 3~6 个小时活动筋骨最有助于睡眠，而睡前 3 个小时内运动则会让你更难以入睡，因为运动后，你的体温可能会居高不下。

锻炼也会对身体形成一种压力，为了抵消这种压力，大脑会增加深度睡眠，间接改善你的睡眠。因此，我们在运动后，往往会睡得更熟、更香。同时，人们白天常常在户外运动，日晒的机会更多，这也有助于睡眠。我们会简要谈谈日晒究竟是如何影响体温节奏，从而改善睡眠的。

玛丽·艾伦是我的一位患者，从她的例子就可以看出运动对睡眠的好处。她是一名 40 岁的家庭主妇，来参加我的疗程时，她告诉我她晚上很难睡着，也睡不安稳。我从她的睡眠日志中了解到，她每晚平均需要 1 个小时才能入睡，夜间醒来的时间平均长达 90 分钟。

因为艾伦很少运动，所以我建议她开始锻炼身体。于是，她决定每天傍晚竞走 30 分钟。过了几周，她每晚只需 30 分钟就能睡着，而且醒来的频率和时间减少了大约 50%。艾伦休息得更好了，白天的情绪与办事效率也开始改善。

虽然运动没有治愈玛丽·艾伦的失眠，但明显对睡眠起到了积极作用。

另外还有一项例子亦可以说明运动有利于睡眠。斯坦福大学医学院以 55~75 岁缺乏运动且受失眠所扰的成年人为对象，研究了运动对睡眠模式的影响。研究人员让这些受试者每隔一天在下午锻炼 20~30 分钟，可以散步、做低强度的有氧运动、骑固定式自行车。那结果如何呢？最后，他们入睡需要的时间减少了一半，睡眠时间增加了 1 个小时左右。

身体活动 VS. 高强度运动

既然运动有这么多好处，为什么美国成年人很少运动呢？原因有很多，比较常见的原因主要有：

"我忙得没时间。"

"我讨厌出汗，一出汗，全身都不舒服。"

"运动太无聊、太费事了。"

"天气不好。"

"我不喜欢运动。"

可能人们不运动主要是因为他们对运动存在误解。在他们看来，运动是让人汗流浃背、精疲力竭而且折磨人的强体力活动。这种想法一部分是因为他们过分强调高强度运动的重要性，误认为每周必须要有 3~5 次、每次 20~30 分钟的高强度运动，这当然会让许多人打退堂鼓。

经科学论证，不只是高强度运动，中度运动也对身体大有裨益。1996 年，卫生局局长及专家推出了一种更温和、更简单的每日运动指南，鼓励成年人养成并保持运动的好习惯。该指南建议人们经常做些中等强度的运动，每次至少 30 分钟。运动形式可以是一些日常活动，如洗车，放弃坐电梯而改爬楼梯，或者不开车而改骑自行车。

这些活动可以分小段进行，只要每天活动时间达到 30 分钟就行，这足以让你消耗 200 卡路里的热量。无论你运动的强度如何，总的运动量比运动强度更为重要。

再告诉你一个好消息：你不用靠加入健身俱乐部，请明星教练，做有氧运动或出一身汗来强身健体。

以下是一些中等强度的运动：

- 做家务、大扫除、用非坐式割草机除草；
- 修理或粉刷房屋、整理花园、扫落叶；
- 爬楼梯；
- 同孩子玩耍；
- 洗车、擦窗户、拖地；
- 推婴儿车出门；
- 每小时快步走 4 ～ 5 千米；
- 骑自行车游玩或出行；
- 玩桌球或双人网球；
- 打高尔夫（自己扛球杆或提球杆走）、钓鱼、划船。

以下是一些强度更高、对身体更有益的运动：

- 快速步行上坡或有负荷地快步走；
- 手动除草或移动家具；
- 背着包徒步远行一天；

- 跳舞或快骑自行车；

- 用力游泳；

- 打篮球、网球单打、跑步；

- 打回力网球、滑雪、在跑步机上运动、爬登山机；

- 有氧运动或越野滑雪。

专家一致认为，大多数成年人在开始中度运动计划前，不需要咨询医生，但最好先开始短时间的低强度运动（每周数次），然后逐渐增加运动的时间和频率，以此循序渐进地增加运动强度。

如果你有慢性健康问题或打算一开始就进行强度较高的运动，就应该先请医生制订出一个安全、有效的运动计划。高强度运动的前后，你都应该做几分钟的伸展运动，放松肌肉，减少肌肉损伤。

如何运动才有效？

除了重视中等强度的运动外，以下指南也能助你养成并保持运动的习惯：

- 选择你喜欢且能给你满足感的活动，因为某些人喜欢的活动对于其他人来说可能是酷刑，有人喜欢一边运动，一边听音乐或看电视，以此增加运动的乐趣；

- 将身体活动和锻炼当作暂时逃离日常工作的机会，你可以利用这段时间关注当下以及你周围的事物，忘却过去、未来与烦忧；

- 将注意力放在运动本身而非你的表现上，例如散步时不要在乎你走得多快或多远；

· 尝试不同的活动与锻炼形式，选择越多，就越不会感到无聊；

· 避免省力的机器，如乘坐式割草机、吹叶机、遥控器、电锯等；

· 与家人或朋友一起锻炼，你不但能获得更多的支持和鼓励，而且能与亲朋好友共享幸福时光，全家一块儿骑自行车就是一个很棒的点子；

· 你要知道，你偶尔也会不能运动，比如你生病、受伤或身体不适的时候；

· 在天气酷热或极冷的时候，你就转移到室内运动或调整运动时间。在冬天，许多成年人经常会到购物商场散散步，以此强身健体。现在，很多商场一般开得很早，散步的人可以趁购物潮还未开始前，在商场快步溜达一圈，再开始他们新的一天。此外，商场都装有空调，所以也是炎炎夏日中运动的绝佳场所。

不能运动？那就泡个澡吧

许多研究都表明，跟运动一样，热水澡也会引起体温的起伏变化，从而让人更容易入睡，睡得更安稳。洗澡水一定要是热水，而且这个热度在时间上一定要能保持 25 分钟左右。此外，泡完热水澡后，体温降得比运动后更快，所以你要在睡前两个小时泡澡（如果泡澡时间与睡觉时间太接近，你会更难入睡，因为体温可能还是太高）。

虽然热水澡有助眠功效，但效果却逊于运动，因为热水澡引起的体温升降幅度不及运动。然而，泡热水澡确实是睡前放松的好办法，而且在你不能运动的时候，它也是代替运动的好选择。

活动大脑

要想睡得好，我们不仅需要锻炼身体，而且需要活动大脑（但不是在睡觉的时候）。无聊感会降低睡眠欲望，引起失眠，因为大脑没有受到任何刺激。一些人为了摆脱无聊，所以在床上待更多的时间，但正如我们之前所谈到的那样，这只会导致失眠。

要想缓解无聊的感觉，就不要当个"沙发土豆"，整天在家里坐着看电视。你可以去上课、学电脑、发掘新爱好或新活动、读书、旅游、社交等。研究表明，精神和智力上的刺激会增加睡眠欲望。当然，你的生活也会增添一些刺激！

用亮光改善睡眠与情绪

日光与睡眠的关系

我们已经知道，光暗交替对褪黑素（大脑自然分泌的激素）的影响会直接作用于睡眠和体温。接受日照时，褪黑素分泌的水平会下降，表明体温即将升高，促使人进入清醒状态。反之，黑暗降临时，褪黑素分泌的水平会上升，体温会下降，促进睡眠。

想一想，几乎在人类整个演化过程中，我们都是在打猎和采集，感受光明与黑暗的自然交替：白天接受太阳光的照射，夜晚等待黑暗的降临。然而，随着现代技术的出现，阳光与黑暗对我们的影响已经明显改变。研究表明，无论住在哪里，人们每天接受日照的时间仅有一个小时。夜晚的城市灯火通明，这意味着许多人也不再触及真正的黑暗。

我们接受如此少的日照量，主要是因为大多数人都是在室内工作。一间光线充足的房间大概有 500 米烛光（一米烛光相当于一支蜡烛发出的光亮），而夏天日出时的光照强度为 1 万米烛光，正午则为 10 万米烛光。相较之下，对于大脑来说，在室内度过一天与在黑暗中度过一天无异。

由于我们较少接触明亮的自然光与真正的黑暗，所以褪黑素的分泌与体温节奏也随之改变，使睡眠问题更为严重，这也解释了为什么 90% 的盲人都有睡眠问题。同样，缺少日光照射也会影响白天的情绪、精力与思维敏捷度。例如，研究表明，在白昼最短、日照最少的冬日，人们的情绪与精神都会最差。此外，冬天日照较少的北纬地区，人们更容易出现季节性情绪失调，出现抑郁与失眠问题。的确，一些科学家认为，缺少日照可能会产生普遍性的情绪失调。正因为缺少日照可以影响情绪，它也使失眠对于白天的影响更加难以应对。

因此，每天尽量多接受点日照可以减少起始失眠以及清晨过早醒来的情况。我们已经知道，起始失眠是由于体温在夜晚下降过晚造成的。由于光照会促使体温上升，起始失眠患者可以多接受点清晨的日照，让体温上升、下降的时间提前，这样一来就会更容易睡着。你可以运用以下的基本方法增加日照：

- 一觉醒来后，立即拉开窗帘或百叶窗；

- 靠近有阳光的窗户吃早餐；

- 早上不要戴墨镜；

- 清晨出去散散步。

与起始失眠患者的情况恰好相反，清晨过早醒来的人往往表现为早上体温过早上升。许多研究表明，增加傍晚日照量可以推迟体温节奏，让体温不至于过早上升，这样可以减少清晨过早醒来的情况。增加傍晚日照量的简单技巧包括：

- 在一天的晚些时候，尽量避免戴墨镜；

- 下午晚些时候散散步；

- 日落前1个小时，坐在窗户旁享受落日的余光；

- 等到夜幕降临的时候再拉上窗帘。

既然明亮的日光会让你精力更充沛、思维更敏捷，你可以利用喝咖啡或吃午餐的空暇时间到外边走走，接受更多日照。这样一来，你或许能更好地应对前一晚失眠对白天的影响。

人造光：把太阳带进室内

利用人造光箱是增加日照量的另一种方式。这种设备内置的特殊灯泡可以发射出 5 000~10 000 米烛光，相当于日出或日落时的光照强度。你可以在读书或看电视时，让它运行 30 分钟左右，增加早上或傍晚的日照量。一些研究表明，傍晚时分利用光箱可以延后体温节奏，有效地减少清晨过早醒来的情况。

通过改变体温节奏，人造光箱似乎也可以减轻时差反应与轮班对睡眠的干扰，甚至已经有公司推出了有照明功能的棒球帽。旅行的时候，这种帽子可以定时开关，以适应不同时区，减少时差反应。光箱也是治疗季节性情绪失调的主要方法，而且一些公司还运用光箱来提高夜班工人在凌晨加班时的清醒度。

你可以从医药公司那里租赁光箱，也可以到日益增多的制造商那里购买。如果医生建议你用光箱治疗，保险公司甚至还会补偿光箱治疗的费用。

咖啡因、尼古丁与酒精如何影响睡眠？

咖啡因：社会的兴奋剂

咖啡因是世界上使用最广泛的药物。你一般会在咖啡、茶饮和可乐中发现这种兴奋剂，它会加快脑电波运动、增加心跳速率、提高血压，从而让大脑保持清醒，缓解疲劳。这种兴奋剂效应在短短15分钟内就能出现，可持续至少6个小时，所以也会影响睡眠。因此，如果失眠患者靠咖啡因来消除下午或傍晚时的疲惫，就会陷入咖啡因和失眠的不良循环中。

咖啡因也会引起日间焦虑的症状，如紧张、易怒、颤抖、手心发汗等，也会导致夜间尿频，从而影响睡眠。此外，我们马上就会了解到尼古丁也是一种兴奋剂，所以，既抽烟又喝咖啡的人要想睡着或睡安稳可谓是难上加难。

咖啡因的刺激强度因人而异。有些人天生就能抵抗咖啡因的效力，晚上喝两杯咖啡后仍然可以睡着，而有些人下午只喝了一杯咖啡，晚上就很难睡着。失眠患者的睡眠系统过于敏感，所以他们摄入咖啡因后，更有可能会有睡眠问题。上了年纪的人亦是如此，因为他们体内的咖啡因代谢速度更慢。

大量摄入咖啡因也会引发依赖性与戒断症状，让人头痛、焦虑、烦躁与失眠。一杯 7 盎司的咖啡平均含 110 毫克咖啡因（相比之下，一杯茶或 12 盎司的软饮仅含 50 毫克），但现在咖啡店都是按每杯 12 盎司的量卖。这意味着，如果你一天喝三杯咖啡，那你摄入的咖啡因可能就超过了 500 毫克。久而久之，咖啡因引起的依赖性和戒断症状会干扰你的睡眠。

难道失眠患者应该完全戒掉咖啡吗？也许不必，因为早上喝一两杯咖啡不大可能会影响晚上的睡眠。可是，既然咖啡因对某些人的刺激作用可能会持续 6 小时以上，而且就那些对咖啡上瘾的人而言，咖啡因的戒断效应持续的时间更长，那午餐后就应该避免喝咖啡。

如果你觉得自己对咖啡上瘾，可以尝试着在含咖啡因的咖啡中兑入脱咖啡因咖啡（脱咖啡因咖啡实际上也含有 2 毫克的咖啡因，但不足以影响睡眠），逐渐减少咖啡因的摄入量。这种逐步减少咖啡因摄入的方法可以抑制戒断症状（如头痛、神经过敏、失眠），也可以减少日间焦虑和尿频造成的起夜。

除了咖啡、茶、软饮外，以下食物和药物中也含有咖啡因，如：

- 冰淇淋、酸奶、可可粉、巧克力等食物；

- 一些镇痛药，如安诺星、埃克塞德林；

- 一些处方头痛药；

- 许多减肥药、感冒药。

最后注意一点：防止你的孩子在下午喝含咖啡的饮料。孩子喝一罐可乐就相当于成人喝四杯咖啡。孩子喝完后，晚上可能会睡不着。

尼古丁与睡眠

一说到药物滥用，人们通常就会想到毒品，如海洛因、可卡因。实际上，尼古丁比毒品更容易让人上瘾，而且带来的社会成本更高。尼古丁堪称国家化学品依赖性的头号问题。

吸烟导致的死亡率也高于吸毒。在美国，吸烟是引起可预防疾病与死亡的主要原因，每年造成 40 多万起死亡，而且心脏病、肺气肿、高血压、中风、糖尿病及多种癌症引起的早逝也与吸烟直接相关。

尼古丁也不利于睡眠，它的影响与咖啡因相似，会加快脑电波、呼吸和心跳，增加应激激素。吸完一支烟后，这些刺激作用会持续几个小时，让人更难入睡，更难睡安稳。

尼古丁引起的戒断效应也会影响吸烟者的睡眠，让人睡得更浅，醒来的次数更多。吸烟也会刺激上呼吸道，加剧打鼾的症状，降低睡眠质量。因此，吸烟的人比不吸烟的人睡得更差，失眠也成为吸烟者经常抱怨的一大问题。简言之，吸烟者想要睡好简直是妄想。

如果你吸烟，那戒烟对你的睡眠大有益处。许多研究表明，吸烟者一戒烟，就会睡得更好。尽管会出现一些 10 天左右的戒断症状，如不安、烦躁、焦虑、注意力不集中、头痛等，但一旦症状消失，失眠就会显著改善。

只有一小部分吸烟者能完全戒烟，而那些成功戒烟的人通常是用"快刀斩乱麻"的方式。然而，越来越多的人用尼古丁贴代替香烟，逐渐成功戒烟。这种贴片每天可以贴上大半天，靠皮肤逐渐吸收低量的尼古丁，以此预防戒断症状。

虽然尼古丁贴能有效地帮助一些吸烟者戒烟，但若与以下行为策略相结合，效果会更佳。

- 逐渐减少吸烟量；

- 选择戒烟日期；

- 找出自己吸烟的原因（如压力、饮食、驾车、咖啡因、酒精），采用另一种健康的行为方式，比如第三部分中的放松技巧；

- 避开诱发你吸烟的人或情形；

- 在心里强调吸烟的害处和戒烟的好处；

- 争取周围人的支持，向家人和朋友寻求增援。

如果你吸烟，可以与医生讨论一下这些方法。美国国家癌症研究所、美国心脏协会、美国肺脏协会所提供的睡眠材料中也描述了戒烟的行为策略。如果你戒不掉烟，就尽量不要在睡前或晚上吸烟，这可以降低尼古丁的兴奋剂效应和戒断效应，你会睡得更好。

酒精：睡前饮酒会引起失眠

医生以前常常会建议失眠患者睡前喝杯酒助眠，许多人至今仍然认为酒精是失眠的解决之道。虽然对于一些人来说，酒精确实可以令人放松，让人更容易入睡，但对于其他人来说，酒精会产生刺激作用，让人更难以入睡。

即使酒精会让入睡变得更容易，但会抑制深度睡眠，让人睡得更浅、更不安稳。酒精也会抑制有梦睡眠，引起"反弹"，让人在后半夜因连连的噩梦频频惊醒。

此外，酒精会影响睡眠，因为人在睡觉时，酒精会在身体里进行代谢，引起轻微的戒断症状，导致睡眠中断、缩短、不连续。这些干扰会让人睡得更浅、醒得更频繁，尤其是在清晨时分。酒精也会加剧打鼾和睡眠呼吸暂停综合征，因为酒精会舒张喉咙的肌肉。记住一点，如果你既喝酒又服安眠药，那就是没拿生命当回事儿。

代谢一盎司的酒精大约需要 1.5 小时，而轻微的戒断反应又会再持续 2 ~ 4 个小时，这表明晚餐时小酌一杯可能不会影响睡眠。然而，睡前 2 个小时内喝一盎司的酒或用餐后饮酒超过一盎司都可能会影响睡眠。因此，如果你晚上要饮酒，最多在睡前 2 个小时喝一杯，这可以将饮酒对睡眠的干扰降到最低。如果你晚上饮酒往往不止一杯，那逐渐减到一杯后，你的睡眠会有所改善。

酒精助眠的做法也会让你更容易养成晚上饮酒的习惯，渐渐酒精上瘾。实际上，10% 酗酒的人都是失眠患者，他们一开始是靠酒精助眠，之后就染上了酒瘾。

酗酒会严重干扰睡眠。酗酒的人往往有严重的睡眠问题，如深睡减少、浅睡增多、半夜频繁醒来，这与老年人的情况类似。酗酒者戒酒后，这些睡眠问题还会持续几个月，甚至几年，这表明长期酗酒可能会对大脑的睡眠系统造成不可逆的永久损害。

如果你认为自己有酒瘾，就应该到医生那里就诊，寻求专业帮助。

食物与睡眠的关系

虽然很少有人研究食物对睡眠的影响，但很显然，某些食物可以促进睡眠，某些食物则阻碍睡眠。

举例来说，复合碳水化合物含量高的食物，如面包、百吉饼、饼干会增加血清素（大脑中促进睡眠的神经递质），能轻微地改善睡眠。相反，蛋白质含量高的食物（如肉类）则会阻碍血清素合成，让人更清醒，抑制睡眠。有研究表明，人在吃了一顿蛋白质含量高的午餐后会精神奕奕，吃了碳水化合物含量高的午餐后会昏昏欲睡。

如果你想入睡更容易，就在睡前一两个小时吃点高碳水化合物的点心，避免吃高蛋白质食物。如果你想减少夜间醒来的频率，吃了含碳水化合物的点心后就立马睡觉，这会增加夜间血清素的含量，帮助你睡得更安稳。即使睡前吃的点心碳水化合物含量较低，也可以确保你半夜不会饿醒。

以下种类的食物也会干扰睡眠，睡前应该尽量避免：

- 高糖分和高精制碳水化合物的食物会增高血糖，造成能量爆发，干扰睡眠；
- 可能会让人放屁、胃痛、消化不良的食物，如脂肪含量高或辛辣食物、蒜味浓的食物、大豆、黄瓜、花生等；
- 对某些人来说，中餐中常含有的味精有刺激作用。

消化系统在晚上的消化速度会放缓，吃了夜宵更容易造成消化不良，所以要尽量避免睡前吃大餐。此外，晚上 8 点后，也要少喝水，减少起夜的可能性。

有研究表明，某些维他命和矿物质的缺乏也同样会影响睡眠。例如，研究发现缺少维生素 B 和叶酸会影响睡眠，而从饮食中摄取更多的维生素 B 则会改善睡眠。钙与镁这两种矿物质对大脑有镇静作用，要想睡眠正常就必须要摄入一定量的钙与镁，而缺乏这两种矿物质则会干扰睡眠。如果你认为自己的饮食中缺乏这些物质，或许就应该请你的医生帮你改善一下饮食或增加一些营养补充品。

草药疗法可以助眠吗？治疗失眠最常用的草药是缬草根，一些人觉得它确实有助眠功效，一些人却觉得它几乎没有任何效果。没有人对缬草根或其他大部分草药进行全面、科学的研究，仅有少量的资料表明草药对健康有长期副作用。

那么，"睡前一杯热牛奶改善睡眠"的说法又是否可信呢？虽然这种说法还没有在科学上得到验证，但牛奶中的钙可能会有轻度的助眠功效。此外，喝热牛奶也有可能会引起安慰剂效应，帮助人入睡。

怎样创造最佳睡眠环境

正如我们的工作和家庭环境会影响情绪，我们卧室的环境也同样会影响睡眠。床不舒服，房间太吵、太热或太冷都会影响睡眠，甚至睡得再好的人也会深受其扰。不过，只要遵循以下建议，你就可以创造出最理想的睡眠环境。

房间太温暖会让你睡不着

室内温度对睡眠有极大的影响。回想一下，晚上睡觉时体温降不下去会导致失眠，而睡在温暖的房间里，只会让你的体温更难下降，因此这也会让你更难入睡。同时，深度睡眠也会相应减少，半夜更容易醒来，这也解释了为什么一般人在夏天睡眠会比较差。

另一方面，在较冷的房间里，体温下降得更快。实际上，睡觉时室内温度越低，体温降得越多，我们自然更容易入睡、睡得更安稳。因此，天气转冷时，我们经常会听到气象预报员说"今晚的天气适合睡觉"。

将室内温度调低、开窗通风或打开电扇、空调，以保持室内凉爽。如果你的爱人喜欢更温暖的卧室，可以多备一床毯子。

让卧室保持黑暗与安静

干扰睡眠的噪声多种多样，如车辆声、震耳的音乐、滴答的水声、爱人的鼾声、邻居家的狗吠声、火车声、汽车声、邻居的吵闹声等。因为失眠患者的睡眠系统总体上更为敏感，所以他们的睡眠尤其容易受到影响。老年人通常对噪声较敏感，而且也由于年纪的原因睡得较浅，因此也比较容易出现噪声引起的睡眠障碍。

减少卧室噪声有许多方法。耳塞对于很多人都有效，但有的人却觉得电扇、空调的嗡嗡声以及市面上可以买到的声音调节器也很有效。这些装置可以掩盖让人分心的噪声，制造出如水声或雨声一样舒缓的声音，帮助你放松大脑，进入睡眠。夏天的时候，只要关上窗户，隔绝室外噪音，你也可以在电扇或冷气的嗡嗡声中睡个好觉。

对于一些人来说，睡前听音乐也可以助人入眠。如果你要在睡前听听音乐，务必要定好时间，让音乐在45分钟后自动关闭，否则你可能会在半夜醒来，因为跟其他声音一样，音乐也会抑制深度睡眠。

睡在陌生的地方时，比如朋友家、亲戚家或旅馆，我们的睡眠更容易受噪声影响，第一晚更是如此。在新地方连续住了几晚后，睡眠通常会有所改善，但不要妄想真会睡个好觉。如果你住在旅馆，可以打开电扇或空调来掩盖噪声、改善睡眠，这方法既简单又有效。

卧室不够暗也会影响睡眠。必要时，你可以拉上窗帘或百叶窗或者戴上眼罩。

你的床大有作用

每天晚上，我们可以换将近12种姿势。半夜醒来后，翻个身，很快又会睡过去。与别人同睡一张床的时候，我们也会因为旁边的人改变睡姿醒来一会儿。虽然许多人觉得跟别人一块儿睡，会睡得更好，但其实你更易受干扰，会睡得更浅、更不安稳。

如果与他人同床，尤其是与睡觉特不老实的人同床时，最好换一张更大的双人床，你的睡眠才会少受点儿干扰。你也许觉得这样不太亲密，但这样的话，在你床伴翻身时，你会少受点影响，而且睡得更甜，醒来的次数更少。如果你旁边的人鼾声特别大，又不愿意看医生，那或许有必要分床睡觉。

床上用品应该舒服好用。一躺上去就下陷的床会造成颈部和背部不适，影响睡眠，而太硬的床垫则会让有关节炎的人感到不适。要想让床垫牢固一点，可以简单地在床垫下方垫上约 1.27 cm 的夹板，或者每 6 个月翻转一次床垫。没有证据表明，睡在水床上与睡在普通床垫上有什么差别，因此最合适你的才是最好的。

你的第三周进步总结

与本疗程中的许多技巧一样，本章所描述的生活方式需要一些努力和毅力，也需要一定的时间才能看到成效。只要多加练习，这些技巧会变得更容易执行，久而久之，你就会活得更长寿、更健康。

本章结尾的第三周进步总结可以帮助你掌握技巧的运用情况及其对睡眠的影响。跟第一周和第二周进步总结一样，你要在看完本周 7 篇睡眠日志后，再完成第三周的进步总结。

第三周进步总结与第二周进步总结相似，帮助你评估当前的睡眠模式、安眠药服用情况、认知重构技巧以及运用睡眠计划法与刺激控制法的频率。然而，你也会发现第三周进步总结中包含一项新条目，即本章中谈到的生活方式调整。

如果总结表明你没有坚持运用这些技巧，那就要再努力一点，因为你的睡眠和健康值得你花费心力。

既然你已经完成了六周疗程中的第三周疗程，你可以后退一步，看看自己睡眠改善了多少。你要注意，在你的进步总结中，有一个部分列出了 10 点可能有所改善的地方。完成了第三周进步总结后，将它与前两周的总结作个比较，看这 10 点中有哪几点符合你的情况，再作上记号，帮助你在余下的疗程中，系统地掌握自己的进步情况。

记住，睡眠改善的程度与你如何运用这些技巧直接相关。只要持之以恒，你生活的其他方面也可能会发生积极变化：

- 白天的情绪、精力和表现改善；

- 更能掌控睡眠；

- 更加乐观、自信，更有自尊心；

- 更加平静、放松；

- 幸福感提升；

- 更能掌控身心。

因此，在进步总结中，也有一个部分用于简述接受疗程后，你所注意到的积极变化。每周一次的总结将会帮助你认识并强化这些积极变化。意识到你能从根本上更有力地改变自我、改变生活后，你会更有力量。

第三周进步总结

1.评估你这周的睡眠模式：

a）睡了几夜好觉_____

b）有几夜保证了核心睡眠（睡眠不少于5.5个小时）_____

_____

c）失眠了几个晚上_____

2.在几篇睡眠日志上记录了积极睡眠思想?_____

_____

3.这周，你是否经常在心里进行认知重构？（选择一项）

经常

偶尔

从来没有

4.评估你安眠药的服用情况：

a）有几个晚上没有服药_____

b）有几个晚上减少了药剂_____

c）有几个晚上照平常剂量服用_____

5.追踪你的睡眠效率：

a）你平均的睡眠时间（每晚几个小时）_____

b）你平均的床上时间（每晚几个小时）_____

c）你平均的睡眠效率（平均睡眠时间除以平均床上时间）____

_____

6.追踪你的睡眠质量和起床时间一致性：

a）根据睡眠日志评估你的平均睡眠质量_____

b）在你预设的起床时间内半小时起床的天数_____

7.这一周来，你是否经常运用睡眠计划法和刺激控制法？（选择一项）

经常

偶尔

从来没有

8.这周中，你是否经常采用有利于睡眠的生活方式？（选择一项）

经常

偶尔

从来没有

9.从以下选择中，找出疗程开始以来，你取得的所有进步：

_____失眠的夜晚减少

_____睡足核心睡眠的夜晚增加

_____睡得好的夜晚增加

_____入睡更快

_____夜晚醒来的次数减少

_____夜晚清醒的时间减少

_____平均每晚的睡眠时间增加

_____睡眠质量提高

_____睡眠效率提高

_____安眠药服用减少

10.简述接受疗程后，你自身和生活上发生的积极变化：_____

3

调适压力，克服失眠

第八章　放松疗法

　　想象一下，有没有一种疗法可以帮助你放松入睡，减少压力和消极情绪，增添快乐与幸福，让你更能掌控身体与压力引起的健康问题，如高血压、头痛和疼痛。实际上，这种疗法确实存在，它既安全，又无须花任何费用。

　　然而，它并不是新研制出的仙丹妙药，而是放松疗法，即通过放松肌肉、集中意念与调整呼吸，来达到身心放松的效果。

　　本章将围绕压力调适与放松疗法展开，探讨它们对睡眠、情绪、健康的影响。我们将探讨如何引起放松反应，让你每天都身心轻松。

　　我们也会更深入探讨如何运用放松疗法来让你内心更平静，生活更幸福，更深刻地认识自我。

应激反应

战斗或逃跑

应激反应是我们面对危险或压力时，不由自主产生的一系列生理变化。这些变化始于大脑中被称为下脑丘的区域，它驱使身体进入备战或逃亡的觉醒状态。

应激反应引起的生理变化包括：

- 应激激素增加，如肾上腺素分泌增多，刺激神经系统，让我们紧张起来；

- 心跳、呼吸加快，血压升高，蓄积更多的体力和能量；

- 感官增强（视觉、听觉更敏锐），脑电波运动加快，警觉性和心理反应力提升；

- 流向胃部和四肢的血液量减少，流向脑部、肌肉、心脏和肺部的血液量增多，以辅助战斗或逃亡；

- 肌张力增加（这种演化机制让我们的祖先能够判断危险，在遇到野兽时，身体岿然不动，避免被野兽发现；也能让他们为战斗或逃亡做好准备，并为身体新增一层保护，避免受伤）；

- 流汗增加，让身体冷静下来；

- 血糖升高，缓解疲劳，提高精力。

我们都有过一些引起应激反应的可怕经历。例如，在快要发生交通事故时，我们的肾上腺素激增、心脏剧烈跳动，接着就会出现闪电般的快速反应和能量释放。一旦危险过去，我们就会大松一口气，回归到正常的生理状态。

我们也将应激反应称为"战或逃"反应，这种生存机制是用于帮助我们的祖先对抗或逃离紧迫的实体威胁，如猛兽攻击。虽然应激反应仍然是于我们有益的必要反应，但我们现在很少会像祖先一样，面对许多实体压力源，我们所面对的是更长期、更频繁的心理压力，如人际关系、工作、家庭和金钱。

在这瞬息万变的世界，我们也必须应对数目空前的社会与环境压力源：

- 社会角色不断变化，尤其是女性的角色；

- 核心家庭和大家庭数量减少；

- 噪声污染和过度拥挤；

- 通过电脑和大众传媒，了解的资讯和全球事件急速增加；

- 不断的时间紧迫感。

大脑无法辨别实体压力源和生理压力源。实际上，只是想象一种紧张的情境就可以触发应激反应。这就导致了一个问题：我们无法避免这种压力，也不能以战斗或逃跑的方式来消除应激反应引起的生理觉醒。在这个标榜文明行为的现代世界，人们并不认为战斗和逃跑是面对压力的合适反应。例如，你老板炒你鱿鱼时，你既不能揍他，也不能逃离。

长期下来，这种不适当且过度的应激反应会变成压力源。对于许多人来说，应激反应在日常生活中频繁出现，已经成为一种自动且无意识的反应。

压力与疾病的关系

说来或许有些讽刺，本来用于帮助我们活下来的应激反应，现在却反过来伤害我们。过多不适当的应激反应会引发各种健康问题，这一观点在科学界广受认同。数以百计的研究表明，许多健康问题都与压力有关。实际上，大多数医学教科书估计，医生诊疗的疾病中，有 50%~80% 的疾病都与压力相关，包括：

- 肌肉问题：长期紧张、头痛、背部疼痛；
- 心血管问题：血压和胆固醇升高、胸痛、心律不齐、心脏结构改变、冠状动脉血管紧缩、心血管疾病风险增加；
- 肠胃问题：肠易激综合征、腹痛、结肠炎、消化不良、便秘腹泻；
- 不孕症、经前期综合征；
- 焦虑、恐慌、愤怒、抑郁。

这些与压力相关的问题又会发展成压力源，引起另一波应激反应，形成恶性循环。

有关压力的研究表明，压力会抑制免疫系统，可能会影响健康，导致疾病。另外有研究表明，以下的压力源会抑制免疫系统的功能：

- 婚姻冲突、分居、离异、孤独；
- 失业；

- 学业考试；

- 爱人逝去；

- 照顾日渐衰弱的家人。

难道所有压力都是有害的吗？答案是否定的，我们不应该也无法避免所有压力。有些压力是正面的，是个人成长和日常生活中必不可少的一部分，如孩子出生、乔迁新居、结婚或开始新工作。研究还表明，一定的压力可以提高办事效率，调动积极性。一段时间的压力，如生场大病甚至会给人带来深刻的转变，让人的精神得到升华，或重新安排生活的主次。简而言之，没有压力的生活就是没有挑战、改变和成长的生活。

然而，压力过大或持续时间过长时，就会成为问题。不断有研究证明，当我们认为自己无法控制压力时，我们会更容易受各种心理和生理疾病的侵害。

应激反应与睡眠

过多应激反应当然也会影响睡眠。生活上的压力事件是慢性失眠最常见的诱发因素，大多数失眠患者（甚至一些睡眠良好的人）往往在有压力的日子里很难睡好。

研究证明，白天压力越频繁、越强烈，晚上睡不好的可能性就越大。研究还表明，白天压力增加会减少深睡，让人睡得更浅、更不安宁。其他研究表明，白天的压力会增加全天应激激素的分泌，这就是压力影响睡眠的原因所在。换句话说，在你白天倍感压力时，你的应激激素不仅会在白天增加，晚上的时候也会持续增加，这会刺激清醒系统，让人更易失眠。

不仅白天的应激反应会干扰睡眠，我们在第 5 章中谈到过，睡前或晚上的消极睡眠思想也会干扰睡眠。这些反应会刺激清醒系统，在失眠中扮演强有力的角色。

我在研究中发现，在睡前和睡眠的初始阶段，失眠患者的脑电波比睡眠良好者的脑电波运动更快。其他研究人员也表明，在有梦睡眠中，失眠患者的脑电波运动也比一般人快。这些发现表明，在某种程度上，由于应激反应对失眠患者清醒系统的过度刺激，他们的睡眠更困难。

幸好，我们有办法抵抗日常的应激反应，产生有利于睡眠的生理变化，最终改善睡眠。这种方法就是放松疗法。

放松疗法

以"心"控"身"

自主神经系统是控制呼吸、心跳及其他"自主"功能的神经系统。20 世纪 60 年代以前，人们认为随意控制自主神经系统是不可能的。到了 20 世纪 60 年代晚期，生物反馈领域一些振奋人心的发现，挑战了这种观点。

借助电子仪器，生物反馈对我们一般意识不到的生理信息进行测量，如脑电波、心率等。这些信息会转变成听觉或视觉信号，反馈到个人，让人准确掌握自己从未察觉到的微妙生理变化。

科学家发现，只要改变心理活动（如思想、想象、概念、注意力）并充分利用生物反馈信号，我们可能会更好地掌控自主神经系统。

自 20 世纪 60 年代，成百上千的研究表明，生物反馈有利于我们更好地控制脑电波、心跳、血压、血流量、皮肤温度、肌张力以及其他许多生理过程。这些研究首次提供了有力的科学根据，证明了思想能够控制身体。

　　玛里琳患有血管收缩引起的雷诺病，常常感到手部发凉、刺痛，尤其在天气寒冷的时候更是如此。于是，她到我这里接受生物反馈治疗。

　　生物反馈治疗刚开始时，连接至她手部的生物反馈仪测量了手部温度，在电脑显示器上呈现为一条竖线。随后，手变凉时，竖线下降；手变暖时，竖线上升。

　　一系列的测量后，玛里琳发现，想到温暖的画面时，她的手就会更加温暖，而越费劲地暖手，手就会越凉。不久，她就掌握了增加手部温度的诀窍，仅短短 10 分钟，温度就从约 21.1 ℃上升到 35 ℃。反复练习下，她已经能在没有生物反馈仪的情况下，让手部保持暖和。最终，她能仅靠意念来取暖，摆脱了雷诺病的折磨。

　　生物反馈研究取得了如此骄人的成功，因此许多科学家也开始研究其他身心技巧，如冥想术和放松疗法。他们发现这些技巧也可以增加对自主神经系统的控制力。

　　我的导师，郝伯特·本森博士是最早研究生物反馈、冥想术和放松技巧的科学家之一。几年研究后，本森博士惊讶地发现，这些技巧会引起相同的生理镇静反应，他称之为放松反应。

　　本森博士提出，放松反应是身体天生自带的机制，用于平衡应激反应，抵消应激反应的不良影响。他认为放松反应会引起以下生理变化：

- 脑电波减缓，内心平静；
- 应激激素分泌减少；
- 心跳、呼吸放缓，有时候血压也会降低；
- 流向四肢的血液量增加；
- 全身肌肉放松。

本森博士也明确给出了引起放松反应的四项关键因素：

- 在安静的地方，闭上眼睛，减少分心；
- 找到舒服的姿势，放松肌肉；
- 靠呼吸、字或影像来集中意念，去除杂念；
- 慢慢放下每天的烦忧。

虽然在面对消耗能量的生理上的压力源时，放松反应会自然而然地出现，但在面对心理上的压力源时却不尽然。因此，我们必须学着有意识地引起放松反应，以抵抗过度应激反应造成的影响。稍后，本章将会教你如何引起放松反应。

放松的养生价值

大量研究表明，放松疗法可以有效治疗许多健康问题，包括：

- 焦虑症、恐慌症；
- 头痛、背痛、关节炎、癌症疼痛以及其他慢性疼痛；
- 肠胃问题，如肠易激综合征；
- 高血压、心绞痛、心脏病；
- 更年期热潮红、经前期综合征、不孕不育症；

· 化疗引起的恶心与呕吐。

放松疗法也可以帮助糖尿病患者稳定血糖水平，加快术后康复。它也经常用于帮助孕妇缩短分娩时间，缓解不适，而且还可以强化免疫系统，预防呼吸道感染。

我在波士顿儿童医院作博士后研究时，有人介绍9岁的艾米丽来找我治疗头痛。艾米丽几乎每天都会头痛，而且药物不起任何作用。

在治疗中，艾米丽学习利用放松疗法来控制颈部、背部和脸部的肌肉紧张，以此治疗头痛。

练习一周后，艾米丽头痛的频率和程度减少了50%。又过了几周后，她的头痛频率减少到每周两次，而且停止了服药。最后，她头痛的频率降到了每月两次。

从艾米丽的故事可以看出，放松疗法在治疗头痛上十分有效，甚至在某些情况下比药物更为有效。

许多科学研究证明，放松疗法是治疗失眠的有效方法。放松疗法之所以可以改善睡眠有以下原因：白天进行放松疗法可以抵抗应激反应，减少夜晚应激激素持续增高的可能性；睡前或半夜醒来后，进行放松疗法可以驱除消极睡眠思想，平静和放松身心。

我在研究中还发现了另一个原因，即放松疗法会引起一种类似于阶段一睡眠的脑波模式。我们前面提到过，阶段一睡眠介于清醒和睡眠间的过渡阶段，脑波形式为"θ"脑波，因此睡前或半夜醒来后进行放松疗法可以让你更容易进入阶段一的睡眠，最后过渡到阶段二的睡眠、深度睡眠和有梦睡眠。

汤姆参加我的失眠疗程时，他半夜会醒来好几个小时，甚至在有些晚上，他醒后再也无法重新睡着，整晚就只睡了短短 2 个小时。如果白天工作紧张，他的失眠就更为严重。他经常清醒地躺在床上，在脑中一遍遍回放着白天的事件。

在疗程中，汤姆需要在午餐时间与半夜醒来时，练习放松疗法。汤姆第一次在午餐时间运用放松疗法时，他就发现自己进入了一种愉悦和困倦的状态。他半夜醒来后也会练习放松疗法，才几个晚上后，他就能够平静自己的内心，更加轻松地重新睡着。

最后，在大多数夜晚，汤姆都能够靠放松疗法在 20 分钟内重新睡着。他的睡眠时间逐渐增加到每晚 5 个小时，早上醒来后更觉精力充沛，更能掌控自己的思想和睡眠。

对于大多数失眠患者而言，这种方法对睡眠有极大益处。

我们来进一步看看如何进行放松疗法。

学会放松疗法

第一步: 放松全身肌肉。你可以躺下或舒服地坐着，闭上眼睛，尽量逐渐放松全身。一些人会从头部开始放松，逐渐进行到脚趾，而其他人觉得从脚开始放松更简单。放松感可能多种多样，也许是温暖、沉重、酥麻、轻飘飘，也许是什么感觉都没有。

第二步：找到放松的呼吸方式。放松或睡觉时，我们会用腹部呼吸，这可以有效地呼出二氧化碳，吸入氧气，让身体放松。面对压力时，我们常常是靠胸部呼吸，呼吸短且浅，或者直接屏住呼吸。这种情况下，我们没能有效地吸入氧气、呼出二氧化碳，因此会给身体造成压力，导致废物在血液中挤压，让我们更加焦虑。

你可以自行练习腹部呼吸，方法很简单，只需一只手放在腹部，一只手放在胸部。你不用努力地放缓或加深呼吸，只需专注于腹部呼吸。如果你是靠腹部呼吸，只有放在腹部上的手会移动，而你的呼吸会自然而然地放缓和加深。

你也可以将自己的手放在面前，然后握紧拳头，练习憋气。将注意力放在拳头上，用力握紧拳头，大约10秒钟左右再松开拳头。

在你握拳时，你的呼吸有什么变化呢？你渐渐地屏住了呼吸！这个简单的练习表明，不知不觉间，憋气已经成为我们根深蒂固的习惯。

第三步：将注意力从日常的思绪中脱离出来。你可以运用一种中立且可重复的意念聚焦手段，帮助你集中注意力。例如，你可以不断重复同一个字眼，如"一""松""静"或"重"等，或者全身心地关注呼吸时腹部的起伏。对于许多人来说，在呼出一口气时，静静重复同一字眼是很有效的方法。

帮助你意念聚焦的工具亦可以是一幅视觉影像，你可以在脑中勾勒出一个让人身心愉悦和放松的地方，如：

· 你喜欢的度假地；

· 你幻想出来的地方；

· 海滩、草地或高山；

· 书籍、杂志或电影中出现的地方；

· 漂浮在云端。

进行放松疗法时，顺其自然十分重要。换句话说，你要让放松感自然而然地出现，而不是"努力"放松或担心放松不下来。如果你有了杂念，就要忽视杂念，重新集中意念。

现在你已经掌握了放松疗法的三个步骤，就可以开始尝试了。阅读下面的指令，然后闭上双眼，在心里不断重复（你也可以将指令录入录音带中，一遍遍回放或请旁人给你发指令）。

以舒服的姿势坐在椅子上，或躺在床上、地上，闭上眼睛，将注意力放在脚趾和脚上，开始感觉到一波波放松感从双脚蔓延开来。你也许会感到温暖、酥麻或沉重，也许只会感觉到自己的双脚紧贴着鞋子或地板。你可以在脑中勾勒出脚步放松感不断扩散的景象，这或许会有帮助。

现在，你可以感觉或想象出放松感越过小腿，上升至大腿，同时稍微地享受一下腿部放松的滋味。现在，放松感延伸到了腹部、胸部、背部，你的上身越来越放松。

这时，放松感冲向了你的双手，你可能会有一种温暖、酥麻或沉重的感觉，也可能会感到你的双手与身体、椅子或床紧紧相连。感觉或想象着放松感延伸到了前臂、上臂、肩膀，同时花点儿时间专心体会放松的感觉。接下来，放松感传到了颈部、下巴、脸颊、眼睛和前额。

现在，放松感蔓延至全身，你的身体越来越放松，花点时间感受一下全身的放松。

现在将你的注意力放在呼吸上，你会注意到你越来越习惯靠腹部呼吸，而且呼吸更加富有节奏。你也会注意到，你吸气时，腹部会扩张，而呼气时，则会收缩。花点儿时间关注一下自己的腹式呼吸，你可以将腹部想象成一个气球，里面装满了空气。你吸气时，气球就会充满；呼气时，气球就会缩小。如果你的思绪开始游移到日常琐碎中，就直接放开杂念，将注意力重新放回呼吸。

现在，你越来越倾向于靠腹部呼吸，而且呼吸节奏越来越强。每次呼气时，重复默念一个字或许对你有帮助。这个字是你注意的焦点，帮助你摆脱日常杂念，集中意念。花点儿时间专注于呼吸以及你选中的字眼。

最后，按你自己的节奏，作缓慢的深呼吸，慢慢睁开双眼。

进行放松疗法时，会有什么样的感受呢？有些人首次进行放松疗法时，常常会体验到生理上的放松，如肌肉放松，呼吸、心跳放缓，而其他人或许会有一些新奇的感觉，如沉重、温暖、酥麻，甚至漂浮的感觉。然而，大多数人都会惊讶地发现静心是如此难，心思似有生命般游移不定。

放松疗法刚开始时，思绪游移是正常现象。反复练习后，你就会更容易静下心和集中注意力。你的思维会开始放缓，并进入愉悦的漂移状态。在深度放松过程中，你可能会觉得自己既没有醒着，也没有睡着，渐渐开始觉察不到周围的事物或自己的思想，失去意念集中的焦点，进入类似于阶段一的睡眠状态。如果你的注意力又转移到日常杂念上，就将注意力拉回焦点，直到再次平复思绪。

刚开始时，放松疗法带来的放松感可能只是暂时的，但短短几周后，身体的应激激素的活跃度会越来越低，放松疗法的效果

就会开始"延续下去",效用持续一整天。长期下去,应激激素对睡眠的有害影响会降到最低,而以下好处会开始浮现:

- 对紧张的感知能力增强,应激反应减少,越来越能够快速、自动地进入放松状态;
- 焦虑、愤怒、沮丧以及其他与压力相关的症状减轻,白天的情绪得到改善;
- 对压力的掌控感增强(我们已经探讨过,这对健康和幸福十分重要)。

放松疗法的有些好处会立刻显现,而其他好处则较微妙,需要较长一段时间才能显现。你发现放松疗法的效果可能是因为旁人的一句评语,如"你性子没那么急了",也可能是因为你发现过去的应激反应与现在有异。

日间放松疗法的练习指南

越是始终如一地练习放松疗法,它对睡眠、健康和日常生活的益处也就越大。放松疗法几乎需要每天练习,才能带来显著效果。如果你每周少练习了一两天也不要紧,但要记住:每周仅几次练习通常不足以抵抗日常压力对身心的影响。

固定练习放松疗法的最大难题就是找时间。在这个社会,许多人都觉得每天忙得晕头转向,根本没时间放松,而难得有时间放松时,又会觉得自己碌碌无为,于是心生内疚。

要想有充裕时间练习放松疗法,就要为自己做心理建设:你要相信放松疗法可以改善情绪、表现和健康,如同吃饭、锻炼一样重要，也是你需要而且应该得到的疗法。最后，别无他法时，你可以这样想：如果你实在找不到时间练习放松疗法，你很可能就是最需要放松疗法的人。

以下指南也可以帮助你挖掘放松疗法的许多潜在益处：

1. 每天抽出 10 ~ 20 分钟进行放松疗法。如果时间过短，大多数人往往无法放松和静心。只要积累了更多经验，就会更快放松下来。如果白天很难抽出 20 分钟，就先从 10 分钟的练习开始。无论如何，踏出第一步才是最重要的！

2. 找一处安静之地，避免噪声、电话、孩子、宠物等干扰源，再以舒服的姿势开始练习放松疗法。大多数人都是在家里练习，但图书馆、会议室或办公室也是不错的练习场所。如果经常在同一个地方练习，那放松疗法就更容易与那个地方相联系，最后变成一种习惯。

3. 试着找出最适合练习放松疗法的时间，然后按固定时间练习。只要练习时间固定下来，放松疗法就会一步步成为习惯。一些人觉得以放松疗法开始新的一天十分有益，而另外一些人认为在一天中晚些时候，即应激反应已经累积完毕时，练习放松疗法更为有效。我们在前文提到过，午睡是身体使然，所以不妨在下午练习放松疗法，满足生理上的午睡欲望。你也许会在放松疗法的过程中睡着，但没关系，这会让你学会将放松疗法与睡眠联系在一起。在睡前一两个小时练习放松疗法时，千万要当心睡着，因为这短暂的睡眠会让你之后更难入睡。

4. 你会在附录 D 中发现其他放松疗法的技巧，多方尝试后，找到你喜欢的方法。根据近 20 年来传授放松疗法的经验，我发现通过光盘（CD）来学习放松疗法最为有效。CD 能够让人更易集中注意力，防止思绪游移。你不妨将本书中的放松疗法脚本制成 CD，或者到书店购买一张。

5.小部分的患者似乎无法有效运用放松疗法来达到放松目的。几周练习后，如果你仍然无法放松下来，或在放松疗法中感到焦躁不安，就中断练习，尝试使用疗程中的其他技巧。

靠放松疗法助眠

开始练习放松疗法的前几天，不要急于在睡前或半夜醒来后练习。为什么呢？因为太急于放松只会让你受挫。等你白天的练习足够频繁，每次都能放松下来（这可能需要几天，甚至一周）时，你就可以在关灯睡觉时或半夜醒来不能快速入睡的情况下，靠放松疗法引起睡意。如果你是用 CD 来指导白天的练习，播放器关闭的声音可能会影响睡眠，但你可以在心里练习放松疗法，重新引起睡意。

多次练习后，放松疗法助眠的功效会更加稳定。放松疗法最终会与睡眠密不可分，而你对睡眠的掌控感也会随之增强。

然而，你也要现实一点，不能期望放松疗法每晚都能发挥助眠功效。如果你采用放松疗法后，仍然无法在 20~30 分钟内睡着或重新睡着，就遵循前章中的刺激控制法：从床上坐起来或下床，做一些放松活动，等到睡意袭来，再回到床上试试放松疗法。在你睡着前，重复这个过程。

几周练习后，如果放松疗法还是不能助眠，就中断练习，否则放松疗法就会与挫败感连在一起。

迷你放松法

如果你只有几分或几秒钟的放松时间，而且眼睛也不能闭上，怎样引起放松反应呢？比如以下情况：

· 遇到红绿灯或交通堵塞时；

· 争吵时；

· 排队时；

· 演讲前；

· 走进拥挤的房间时。

答案就是"迷你放松法"，即放松疗法的简短练习方法。你可以花片刻时间放松肌肉（尤其是颈部、肩部和脸部的肌肉），然后练习腹式呼吸法和意念集中法。练习迷你放松法时，你可以睁着或闭着眼睛，可以坐着或站着，时间可以是几秒或几分钟。

现在花点时间练习一下迷你放松法吧！首先，闭上双眼，稍微放松一下双腿、双臂、上身和脸部。然后，专心靠腹部呼吸一两分钟。每次呼气时，可以心里默念一个字。如果脑中有了杂念，就放开杂念，将注意力拉回到呼吸和字上。现在，睁开你的眼睛。

迷你放松法就是这么简单

迷你放松法也许不能像放松疗法一样，可以有效地引起深度放松，但它有两大优点！第一，面对压力时，迷你放松法不受时间或地点的限制。你会发现，有旁人在场或与人交谈时，你也可以进行迷你放松，甚至没有人会有所察觉。第二，迷你放松法比放松疗法运用得更频繁，所以也许比每天一次的放松疗法更为有效。

卡萝患有焦虑症和恐慌症，病情过于严重时，她甚至都出不了家门。刚开始治疗时，卡萝每天练习一次放松疗法。之后，一有空闲或者一旦觉得焦虑或恐慌时，就练习迷你放松法。

运用几周放松疗法和迷你放松法后，卡萝注意到自己的焦虑感减少了，也能够运用迷你放松法防止惊恐发作。虽然她的焦虑没有完全消散，但她觉得自己更有力量，更能掌控自我。

虽然练习迷你放松法很简单，但要时刻记得练习就不容易了。很多时候，我们根本就意识不到自己紧张，也忘记进行迷你放松。因此，我们有必要靠暗示来促进迷你放松练习。在表盖上贴一条有色胶带就是有效的暗示方法，每次看表时，胶带就会暗示你进行迷你放松。另外，红绿灯、电视广告、排队、等电话、候诊室等也会发出暗示。你也可以在电话、冰箱或浴室镜面上贴上提示便签。在紧张的时候，一看到它们，你就自动进行迷你放松。

你要养成迷你放松的好习惯，因为它会让你更容易觉察到细微的紧张，将注意力从紧张的思绪中转移开，让你关注当下。迷你放松练习也让你更自然地进行放松疗法。

放松疗法和迷你放松法更深层次的好处

坚持练习放松疗法和迷你放松法不但能减少压力，促进放松和睡眠，而且能引起以下变化：

1.放松疗法和迷你放松法可以平静内心，清除杂念，让你的注意力和精力更为集中，最终可以改善你的办事效率和解决问题的能力。

2. 日常意识里充斥着绵绵不断的自言自语，无止无境的内心对话，思绪游走于过去与将来，希望与恐惧，幻想与欲望，争论与阴谋之间。正如我们会在下一章中谈到的那样，这些内心对话控制着我们的思想，左右着我们的情绪与感觉。

每天在内心对话与忙碌的生活间穿梭，过度的压力和刺激接踵而至，让我们常常很难感觉到内心的宁静。在练习放松疗法和迷你放松法时，你也许会有一种清明、宁静和平和的感觉。不久，这种感觉会越来越强烈，开始向外延展，影响你的一整天，让你更加冷静、更加乐观地看待人生。

3. 在许多东方传统观念中，人们认为内心对话几乎占据了人的意识，甚至将它视为唯一的意识状态或者自我认知。自我认知有以下特征：倾向于制造个人界限，认为世界是由"我/非我"与"自我/非自我"组成的；习惯感知自己与他人之间的差异、距离，将自己与他人隔离开来后，然后进行评估、自我批评，同时可能会感到疑惑、恐惧、挫败和焦虑。

运用放松疗法和迷你放松法关闭内心对话会改变一个人的自我认知。人们认为这种新的自我认知往往更强大、更理性、更高级，而且更能客观地觉察出自己与他人的相似性和统一性，更加统一、和谐、完整。

这种自我认知上的改变能够增强自尊心、包容心和内在力量，让人更积极地看待生命，因此放松疗法和迷你放松法是促进个人改变和成长的方法。

4. 内心对话会影响我们的自我认知，也会影响我们对外界的认知。我们靠自动驾驶仪来导航，忽视了日常世界里的许多美景。

在开车去上班的路上，我们从未留意过壮丽的日出或秋阳下的斑斓叶色。我们过于沉溺于自己的思绪，听不见周围的声音，看不见面前的景象，更没有活在当下。一些东方传统观念将这种日常的意识形式描述成"半睡"状态。

运用放松疗法和迷你放松法来抑制内心对话时，我们对外界的认知也会发生改变。我们会注意到平常没有注意到的事物，更容易抓住别人话语中的意义，真正看见周围的一切，更能理解肢体语言和非语言性交流。我们不再过多忧心于过往与未来，而是全身心投入到当下，这让我们更加心静神宁，对世界的感知更加直接、更加鲜明。日落的余晖、一抹微笑、音乐的声音更加触动人心，仿佛所有感官都受到了一番洗礼。我们如同孩童般重新看待这个世界，更加专注于眼前的一切，不再沉浸于自己的思绪之中。每时每刻都充溢着更加纯粹的欢乐、愉悦与意义，生活变得更加精彩纷呈，不再是例行公事或机械化的重复。

回想一下你完全专注于某些事情时的场景。例如，当你与新生儿培养感情、与爱人缠绵时，或者欣赏星光璀璨的夜空、美丽的日出日落、一望无际的大海、寂静无声的山峦、劈啪作响且火舌高蹿的柴火堆时，时间仿佛停在此刻，心中杂乱的思绪不再作怪，内心专注。正如这些专注的时刻会让你放松，放松疗法和迷你放松法也是有效的方法，能够让你集中注意力，让内心更加平静与幸福。

放松疗法与迷你放松法是针对身心的有效方法，能够改善你的睡眠与生活。试试这两种疗法，看看效果如何。

第四周进步总结

本章结尾处收录了第四周进步总结，它与第三周进步总结相似，其中所包含的条目帮助你追踪睡眠模式、安眠药的服用情况、睡眠改善的方面、认知重构技巧、睡眠计划法与刺激控制法的使用情况以及改善睡眠、健康的生活方式调整状况。第四周进步总结也罗列了两个新条目：一项条目追踪放松疗法、迷你放松法的运用情况；另一项追踪放松疗法助眠的状况。

同样，你应该在回顾七篇睡眠日志后填写总结，然后与前几周的总结进行对比，看看你的睡眠有何改善。记住，睡眠改善的程度与你运用技巧的频率直接相关。

与第三周进步总结一样，在第四周进步总结中，有一个部分是用于记录生活其他方面在疗程影响下的正面改变，其中也包含放松疗法与迷你放松法引起的改变，比如：

- 更加能辨别并关闭应激反应；

- 更能掌控压力，压力引起的症状减少；

- 更能集中注意力；

- 内心更加平静与幸福。

既然你已经完成了第四周的疗程治疗，就可以学习一项新的认知重构技巧。我们在第 5 章中提到过，认知重构是通过增加积极睡眠思想、减少消极睡眠思想来改善睡眠。自疗程的第一周以来，你已经在"60 秒睡眠日志"中记录了自己的积极睡眠思想与消极睡眠思想，以此进行认知重构。

新的认知重构法用于巩固你在睡眠上已取得的进步。花点儿时间看看本章结尾的睡眠日志，你会注意到该日志新增了一项条目，记录你睡眠改善的方面。每天早上填写该项时，看看有几项与前几周进步摘要中的改善层面重叠，至少选出一项并做上记号。

在日志中记录睡眠改善的情况会让你每天的进步更上一层楼，增加积极睡眠思想，减少消极睡眠思想，让你知道睡眠在一天天改善，让你充满力量地开始新的一天。

第四周进步总结

1.评估你这周的睡眠模式：

a）睡了几夜好觉＿＿＿＿＿＿＿＿＿＿＿＿＿＿＿＿＿＿＿＿

b）有几夜保证了核心睡眠（睡眠不少于5.5个小时）＿＿＿＿＿＿

＿＿＿＿＿＿＿＿＿＿＿＿＿＿＿＿＿＿＿＿＿＿＿＿＿＿＿＿＿

c）失眠了几个晚上＿＿＿＿＿＿＿＿＿＿＿＿＿＿＿＿＿＿＿＿＿

2.在几篇睡眠日志上记录了积极睡眠思想？＿＿＿＿＿＿＿＿＿＿

＿＿＿＿＿＿＿＿＿＿＿＿＿＿＿＿＿＿＿＿＿＿＿＿＿＿＿＿＿

3.这周，你是否经常在心里进行认知重构？（选择一项）

经常

偶尔

从来没有

4.评估你安眠药的服用情况：

a）有几个晚上没有服药＿＿＿＿＿＿＿＿＿＿＿＿＿＿＿＿＿＿＿

b）有几个晚上减少了药剂＿＿＿＿＿＿＿＿＿＿＿＿＿＿＿＿＿＿

c）有几个晚上照平常剂量服用＿＿＿＿＿＿＿＿＿＿＿＿＿＿＿＿

5.追踪你的睡眠效率：

a）你平均的睡眠时间（每晚几个小时）_____

b）你平均的床上时间（每晚几个小时）_____

c）你平均的睡眠效率（平均睡眠时间除以平均床上时间）

_____

6.追踪你的睡眠质量和起床时间一致性：

a）根据睡眠日志评估你的平均睡眠质量_____

b）在你预设的起床时间内半小时起床的天数_____

7.这一周来，你是否经常运用睡眠计划法和刺激控制法？（选择一项）

经常

偶尔

从来没有

8.这周中，你是否经常采用有利于睡眠的生活方式？（选择一项）

经常

偶尔

从来没有

9.是否经常在白天练习放松疗法和迷你放松法？（选择一项）

经常

偶尔

从来没有

10.你是否经常在晚上练习放松疗法帮助自己入睡或重新入

睡？（选择一项）

经常

偶尔

从来没有

11.从以下选择中，找出疗程开始以来，你取得的所有进步：

_____失眠的夜晚减少

_____睡足核心睡眠的夜晚增加

_____睡得好的夜晚增加

_____入睡更快

_____夜晚醒来的次数减少

_____夜晚清醒的时间减少

_____平均每晚的睡眠时间增加

_____睡眠质量提高

_____睡眠效率提高

_____安眠药服用减少

12.简述接受疗程后，你自身和生活上发生的积极变化：_____

_____

60秒睡眠日志

夜晚_____ 日期_____

1.昨晚什么时候上床？_____

什么时候关灯？_____

2.大概多久睡着？_____

3.夜晚大概醒几次? _____

4.每次醒来后，大约清醒多久? _____

第一次_____ 　　第二次_____

第三次_____ 　　第四次_____

5.早上最后一次醒来是什么时候? _____

什么时候起床? _____

6.昨晚大约睡了几个小时? _____

7.昨晚为睡眠分配了几个小时（"关灯"到"起床"间的时间）?

_____

8.评估一下昨晚的睡眠质量:

1　　　　　2　　　　　3　　　　　4　　　　　5

极好　　　　　　　　　　　　　　　　　　　　　差

9.服用的安眠药_____

10.a）消极睡眠思想_____

　　b）积极睡眠思想_____

11.睡眠改善的方面: _____

第九章　学会忘却压力

　　库尔特在公司工作三年多了，他喜欢自己的管理工作，而且最近还在绩效考核中脱颖而出。然而，人事部却给他发了两周后离职的通知，告知他公司正在裁员，他被解雇了。

　　眨眼间，库尔特似锦的前程就成了过眼云烟。他每天惶恐不安，心思全在丢了工作这件事上：

　　"我究竟做了什么，才落得这样的下场？"

　　"我总是倒霉。"

　　"我再也不会找到这么好的工作了。"

　　"付不起房租，就只能回家跟父母住一块儿了。"

　　"我得延迟婚期了。"

　　库尔特变得越来越焦虑和沮丧，也没办法专心做事，失去了一切动力。他的睡眠也越来越差，甚至每天都头痛。

　　一个月的失业、沮丧、焦虑和失眠后，库尔特整理好简历，开始找工作。出乎意料的是，他得到了两家公司的面试机会，还一举通过了面试。他接受了其中一家公司提供的职位，薪资不仅比以前的工作高出15%，公司还给他配了一辆车。

6个月后，库尔特就得到提拔和加薪，现在已经是公司的后起之秀。

库尔特的故事表明，外部事件不是引起压力、左右情绪的唯一因素，心理反应也扮演了重要的角色。

很多时候，事情起初似乎难以承受，但不久你就会发现其实事情并没有那么严重，甚至还出现了好势头。回首过往时，我们会发现最初的想法过于消极，放大了事情的严重性。

我们在上一章中探讨了身体的应激反应及其对睡眠、健康的不良影响，也学习了如何运用放松疗法来抵消这些影响。在本章中，我们将会在此基础上，探讨管理压力的另一种方法：认知重构（这里指的是改变我们对压力的心理反应）。

在第5章里，我们讨论了消极睡眠思想是如何引起应激反应，从而导致失眠的，以及如何借助认知重构来减少消极睡眠思想，增加积极睡眠思想，最终改善睡眠。

同样，用于管理压力的认知重构是基于这样的观点：面对日常压力时，我们常常会萌生一些消极、扭曲的想法。这些想法会引起消极情绪，触发应激反应，最终影响睡眠、健康与幸福。

认知重构不但能够管理消极睡眠思想，而且能够控制日常压力引起的消极思想与负面情绪，继而减少应激反应与压力引起的健康问题，减少夜晚应激激素居高不下的可能性，最终将应激激素对睡眠的干扰降到最低。

结合认知重构与放松疗法是十分有效的方法，可以减少日常压力对睡眠、健康与生活的影响：认知重构可以管理那些让人精神紧张的想法，而放松疗法则可以抵抗压力引起的生理反应。

压力与消极的自言自语

我们经常自言自语，跟自己讲述日常生活中的大小事，如正在发生、即将发生或应该发生的事以及事件背后的原因，等等。我们经常会不由自主地自言自语，甚至有时候，我们对此毫无意识。因此，我们很少会注意到这种习惯，也没有意识到压力影响下的自言自语会发生明显的变化。

首先，我们的大脑会进入"管中窥物"的狭隘状态，只看到压力事件本身，而且渐渐满脑子都是这件事。例如，库尔特失业时，他脑子里就容不下其他事。第二，我们的大脑变成了消极过滤网。费城医学中心的大卫·伯恩博士是认知重构领域的先驱。他将这层过滤网比作一副度数过高的眼镜，认为它扭曲了我们眼中的世界。过滤网只允许消极、扭曲的思想进入大脑，我们称之为消极自动思想（NATs）。例如，如果有人告诉你老板要立刻见你，你的消极自动思想可能有：

"噢，不是吧，怎么又来了！"

"我不是犯了错吧？"

"这回又是什么事？"

"我要被炒鱿鱼了吗？"

一些即将要参加大考的人，可能会出现这样的消极自动思想：

"我好怕这个。"

"考不过怎么办？"

"我肯定没办法准备妥当。"

消极自动思想就跟膝跳反射一样，几乎是无意识的自动反应，不用费一点儿力。它们常常都围绕最坏的脚本展开，草草下结论，把情况想得过分严重或"小题大做"。这些想法看起来如此逼真，我们甚至都不会去质疑或审视它们，仿佛它们就是事实或绝对真理。最后，我们开始一叶障目，受困于褊狭的思维中，只看到压力消极的一面，以错误、扭曲的方式看待压力。

因为消极自动思想强势、给人压力，占据了我们思想的大部分，所以我们很容易忘记一些积极的事件，更难将压力事件驱逐出脑海。消极自动思想越是频繁地重复出现，就越会深烙在脑海里，让我们更难逮住它们审视一番，更难防止它们引起消极情绪和应激反应。

为什么大脑会"管中窥物"，成为消极过滤网，只留下压力引起的消极自动思想？纽约大学的约瑟夫·勒杜克斯博士认为，这些心理上对压力的反应可能是源于生存机制，这种机制曾帮助我们的祖先应付猛兽之类的实体压力源。

根据勒杜克斯的说法，我们的祖先处于以下状态，这样更有可能幸免于实体威胁：第一，思维局限，视野狭窄，只全身心地关注眼前的威胁；第二，面对压力源时，反应快速、自动、不经深思，几乎是无意识的反射。因此，如果他们听见灌木丛里一阵窸窣声，他们会快速、自动地解读为猛兽发出的声响，这对于他们是有利的，因为生与死只在一念之间。

勒杜克斯指出，祖先们对压力的反应是如此迅速，堪比条件反射，但却因为快速而失了准确度，增加了"假警报"的可能性。例如，灌木丛里的窸窣声可能只是风吹动灌木叶的声音。不过，无论如何，从进化的角度来讲，他们宁愿自己反应过度以求得平安，也不要事后才来后悔或丢了性命。

这些对压力的心理反应曾是生存的必要手段，却不适用于现今频繁、过度的心理压力源，毕竟心理压力源并没有实体威胁或生存方面的问题。在压力影响下，大脑的"管窥"视角以及假警报会编织出一张消极过滤网，引起消极自动思想，继而导致过多不必要的消极情绪，如焦虑、惊恐或愤怒。这些情绪本身也会发展为压力源，引起应激反应，影响我们的情绪与健康，并增加应激激素干扰睡眠的可能性。

改造消极的自言自语

在某些压力情况下，出现消极的思想与情绪是正常现象，如对某人的死感到哀痛。这些消极情绪通常有时间限制，而且大多数人在面对压力源时，都会出现类似的情绪。此外，某些"应景"的消极情绪还能刺激我们改变、成长、克服障碍、达到目标。

然而，对于许多人来说，焦虑、挫败、愤怒等消极情绪过多且有害，会引起过度的应激反应，影响人的睡眠、思考、斗志与健康。通常情况下，我们无法改变压力源本身，但可以运用认知重构，改变对压力的情绪反应。这些技巧会教我们识别并改变消极自动思想，帮助我们：

· 更加切实、准确地看待压力；

· 减少压力影响下的"管窥"之见；

· 更清楚地看待压力状况；

· 减少压力源造成的"假警报"。

因此，认知重构可以帮助我们更好地掌控消极情绪与应激反应。这也会改善我们的情绪与健康，降低夜晚的应激激素，改善睡眠。

我们来仔细看看如何运用认知重构来管理压力。

识别消极自动思想

认知重构的第一步就是提升对消极自动思想的识别能力。许多人很难做到这一点，因为消极自动思想实在是不为人左右的。要想识别消极自动思想，最有效的办法是用笔记下来。这会让你更加清楚消极自动思想出现的频率，并对其进行客观的分析评估，看看它们是多么地扭曲、错误。

花点时间看看本章末尾的认知重构日志。每天选择一两个引起消极情绪的压力情况，并在标有"情况"一栏里，简要描述压力情况。然后，在标有"消极自动思想"一栏里，记下压力发生前或发生时，经大脑过滤后留下的消极自动思想。你可以问问自己："当时有什么消极想法，又是什么样的自我暗示让自己感到压力？"

45 岁的尼尔是一名广告专家，他想减少过度焦虑、愤怒以及失眠、头痛、肌肉紧张等压力引发的症状。在压力管理训练中，尼尔要学会识别自己的消极自动思想，并了解它们对情绪、健康的影响。因此，他踏出了认知重构的第一步：靠纸笔记录来识别消极自动思想。

尼尔开始在认知重构日志上记录自己的消极自动思想。一周后，他便清楚地知道每天在哪些情况下出现的消极自动思想会引起焦虑或愤怒。例如，开车去上班时，他的消极自动思想包括：

"那个蠢蛋竟挡我的道，他以为他是谁呀？"

"噢，不！塞车了，赶不上会议了。"

"我为什么每次都碰上红灯？"

"这交通真让人抓狂。"

在客户面前作重要报告时，尼尔的消极自动思想包括：

"我太紧张了，肯定做不好。"

"我可能拿不下客户。"

"我肯定没办法准备妥当。"

"我敢打赌，他们不会喜欢我的报告。"

尼尔发现，在认知重构日志中记录消极自动思想可以有效地帮助他了解自己对压力的情绪反应，是所有方法中最为有效的方法之一。他从不知道自己竟然有这么多的消极自动思想，也从未想过这些思想是如此消极，如此防不胜防。

改造消极自动思想的三种方法

学会运用认知重构日志识别消极自动思想后，第二步就是在"重构后的思想"一栏里，写下更正确、更适宜的思想来应对压力情况，改造自己的消极自动思想。

改造消极自动思想并不简单，但所幸的是，许多有效的方法会让这一步实践起来更容易。

第一，回答以下 10 个关键问题：

1. 这些想法真的正确吗？

2. 我是不是放大了事情消极的一面？

3. 最糟糕的结果是什么呢？

4. 这件事有没有积极的一面？

5. 我是不是太小题大做，把情况想得过于严重了？又是不是过早下结论，太杞人忧天了？

6. 我怎么知道事情一定会这样发展？

7. 是不是可以从另外一个角度来看待这件事？

8. 下个星期、下个月或下一年，这件事还会这么重要吗？

9. 如果我只有一个月的寿命了，这件事还会重要吗？

10. 我是不是用"从未""总是""最差""糟糕"或"可怕"等字眼来描述这件事呢？

这十个认知重构的问题十分关键，有以下作用：有助于帮你看清消极自动思想的失准与扭曲；让你不再将消极自动思想视为事实，而只是将其视为看待压力的视角之一；让你学会用更实际、更准确的想法来取而代之。

第二，运用伯恩斯博士研发的"双重标准"法。该方法基于这样一个观点：解释压力事件时，我们常常采用双重标准，对自己较为苛刻，对朋友则相对宽容。对于关心的人，我们一般会采用实际、公平的标准，并鼓励他们调整对压力的反应。然而，向自己解释压力事件时，我们为自己定下的标准则不切实际。

运用"双重标准"法时，你先审视自己的消极自动思想，并问问自己"如果密友有相似的问题，我会这样跟他（她）说吗？如果不会，那我要说些什么？"用鼓励朋友的话语来给自己打打气，以此对消极自动思想进行重构。

第三，回想一下过去的经历，问问自己"曾经有过类似的经历吗，如果有，结果如何"？我们会发现，我们所担心的许多事都不会发生，或者结果并不会如想象中的那么糟。

演员凯拉是一名失眠患者，她刚演完舞台剧，台下观众就纷纷起立鼓掌。后来在庆功宴上，她的家人和朋友都向她表示祝贺，还对她的表演连连称赞。一位朋友说道："这是你最棒的一次演出！"另一位朋友又说："真是好极了！"

然而，有位朋友告诉凯拉，她有幕戏其实可以演得更好。朋友刚说完，凯拉就立马推翻了自己刚刚对表演的看法。她的消极自动思想有：

"我的表演其实没有自己想的那么好。"

"我还能成为一名好演员吗？"

"我还演砸了哪几幕戏？"

"明天报上的评价是不会好的。"

凯拉回到家时，就把自己的消极自动思想记入认知重构日志。只是看到这些想法，她就觉得它们特别消极。于是，她回答了重构方面的关键问题，并在日志上写下自己重构后的思想。

"我过分看重一句评论了。"

"我过早给出结论，即使一幕戏不太好，但这又不代表其他戏也一样不好。"

"观众都起立鼓掌了，哪能演得差呀。"

"没有演出是完美的。"

凯拉还回想了过去的经历，以此改造自己的消极自动思想。她记得有一次，自己觉得表演一般，却获得了报上的好评。

改造了消极自动思想后，凯拉觉得好多了。她当晚上床睡觉的时候，脑子里想的都是表演得好的地方，睡了一夜好觉。最棒的是，一觉醒来后，她就读到了当地报纸给出的好评。她兴奋不已，都等不及下一次演出了。

停止—迷你放松—重构法

你一旦学会熟练地运用认知重构来识别、改造消极自动思想，就可以过渡到认知重构的最后一步：在消极思想滤进大脑的同时，立马辨别出消极思想，并对其进行重构。以下的"停止—迷你放松—重构法"是帮助你完成最后一步的有效方法。

1.停止：遇到压力时，要在消极自动思想尚未开始膨胀前，立马"停"。光是喊"停"就可以帮助你打破消极自动思想—消极情绪—应激反应之间的循环。

2.迷你放松：跟自己喊"停"后，就开始放松肌肉，专注于腹式呼吸，进行迷你放松。这会让你放松下来，将注意力从消极自动思想转移开来，帮助你打破消极自动思想与消极情绪间的循环。

3.重构：练习完迷你放松后，你就可以开始对消极自动思想进行重构。你可以通过以下三种技巧进行认知重构：10个认知重构的关键问题、"双重标准"法或回顾过往的经历。

艾丽首次在科学会议上作学术报告前，手心冒汗，心如擂鼓，胃在打结，满脑子都是消极自动思想：

"我从来没在好几百人面前演讲过！"

"我回答不了他们的问题怎么办？"

"语速太快怎么办？"

"我觉得快晕倒了。"

"我实在没其他人擅长演讲。"

所幸的是，艾丽掌握了"停止—迷你放松—重构法"。她告诉自己不要再胡思乱想，然后开始练习迷你放松法。一会儿，她就觉得放松多了。然后，她又通过10个关键问题来改造消极自动思想：

"我比任何人都清楚这个材料。"

"有点儿压力也是有益的，可以让我发挥得更好。"

"我做足了准备。"

"演讲开始后，我就会放松下来。"

虽然手心还是汗湿，但艾丽不再那么焦虑了。轮到她作报告时，她走上讲台，做了几次深呼吸后，就开始演讲。令她惊讶的是，她讲得不急不缓，言语中透着自信，报告做得相当不错。她也从容地回答了听众的问题，最后获得雷鸣般的掌声。

演讲结束后，艾丽高兴极了，觉得自己作了一场精彩的报告。

因为消极自动思想会在人毫无意识的情况下出现，容易让人习以为常，所以"停止—迷你放松—重构法"需要一定的时间才能掌握，但只要勤加练习，你就可以随时随地运用该方法来达到以下目的：

· 关闭消极过滤网；

· 找出消极自动思想，并对其进行重构；

· 控制消极情绪、应激反应及压力引起的健康问题；

· 更加放松，更能掌控压力。

这些好处会减少压力对睡眠的不利影响，改善你的情绪与精神，提升积极思考的能力，这将对你的社交、工作表现以及人生观产生积极影响。你也会认识到思想对情绪与幸福有多么强大的影响。

认知重构与放松疗法：强强联合

现在你有两种高效的减压方法：认知重构与放松疗法。越是频繁地运用这些技巧，你就越能控制压力对睡眠、健康与生活产生的影响。

当白天压力引起的消极自动思想折腾得你晚上睡不着时，你可以使用认知重构与放松疗法：认知重构助你改造消极自动思想，而放松疗法助你放松身心。有些人觉得结合两种方法会更加有效，而有些人觉得一种方法就绰绰有余。你可以多多尝试一下，找出最适合你的方法。

如果运用认知重构与放松疗法后，你仍不能在20~30分钟内睡着，就采用前面提到过的刺激控制法：坐在床上或下床做一些放松活动，等到睡意袭来，再躺回床上，重新进行认知重构与放松疗法。不断重复这个过程，直到你睡着为止。

最后，养成专注于积极想法的习惯后，无论你是刚爬上床睡觉，还是半夜醒来，你都能更轻松地入睡。你可以多专注于以下积极想法：

- 生活中积极的事；

- 白天取得的成就或愉快的经历；

- 你期待的某些东西；

- 你最愉快的一个假期。

诸如此类的积极想法可以帮助你摆脱消极自动思想，引起积极情绪，让你更容易放松身心，更容易入眠。

第五周进步总结

本章结尾处收录了第五周进步总结。该总结与第四周进步总结相似，只是新增了一项条目，以帮助你追踪用于压力管理的认知重构法。在总结疗程对生活的积极影响时，记下用于管理压力的认知重构所带来的积极变化，例如：

- 识别、改造消极思想的能力提高，更能积极地思考；

- 更能控制消极情绪、应激反应以及压力引起的症状；

- 更加感到放松、平静与幸福。

强化这些积极改变会增加自尊心与自信心。你也将看到一个更强大的自己，一个更能掌控生活的自己。

认知重构日志

压力情况＿＿＿＿＿＿＿＿＿＿＿＿＿＿＿＿＿＿＿＿＿

消极自动思想＿＿＿＿＿＿＿＿＿＿＿＿＿＿＿＿＿＿＿

重构后的思想＿＿＿＿＿＿＿＿＿＿＿＿＿＿＿＿＿＿＿

第五周进步总结

1.评估你这周的睡眠模式：

a）睡了几夜好觉＿＿＿＿＿＿＿＿＿＿＿＿＿＿＿＿＿

b）有几夜保证了核心睡眠（睡眠不少于5.5个小时）＿＿＿＿

＿＿＿＿＿＿＿＿＿＿＿＿＿＿＿＿＿＿＿＿＿＿＿＿＿

c）失眠了几个晚上＿＿＿＿＿＿＿＿＿＿＿＿＿＿＿＿

2.在几篇睡眠日志上记录了积极睡眠思想?＿＿＿＿＿＿

＿＿＿＿＿＿＿＿＿＿＿＿＿＿＿＿＿＿＿＿＿＿＿＿＿

3.这周,你是否经常在心里进行认知重构?（选择一项）

整个星期

经常

偶尔

从来没有

4.评估你安眠药的服用情况：

a）有几个晚上没有服药＿＿＿＿＿＿＿＿＿＿＿＿＿＿

b）有几个晚上减少了药剂＿＿＿＿＿＿＿＿＿＿＿＿＿

c）有几个晚上照平常剂量服用＿＿＿＿＿＿＿＿＿＿＿

5.追踪你的睡眠效率：

a）你平均的睡眠时间（每晚几个小时）_____

b）你平均的床上时间（每晚几个小时）_____

c）你平均的睡眠效率（平均睡眠时间除以平均床上时间）___

_____

6.追踪你的睡眠质量和起床时间一致性：

a）根据睡眠日志评估你的平均睡眠质量_____

b）在你预设的起床时间内半小时起床的天数_____

7.这一周来，你是否经常运用睡眠计划法和刺激控制法？（选择一项）

经常

偶尔

从来没有

8.这周中，你是否经常采用有利于睡眠的生活方式？（选择一项）

经常

偶尔

从来没有

9.是否经常在白天练习放松疗法和迷你放松法？（选择一项）

经常

偶尔

从来没有

10.你是否经常在晚上练习放松疗法帮助自己入睡或重新入

睡?（选择一项）

经常

偶尔

从来没有

11.这周中，你是否经常运用认知重构来管理压力？（选择一项）

经常

偶尔

从来没有

12.从以下选择中，找出疗程开始以来，你取得的所有进步：

_____失眠的夜晚减少

_____睡足核心睡眠的夜晚增加

_____睡得好的夜晚增加

_____入睡更快

_____夜晚醒来的次数减少

_____夜晚清醒的时间减少

_____平均每晚的睡眠时间增加

_____睡眠质量提高

_____睡眠效率提高

_____安眠药服用减少

13.简述接受疗程后，你自身与生活上发生的积极变化：_____

_____

第十章　树立减压、助眠的态度与观念

你有没有好奇过，为什么有些人在压力下也能游刃有余、保持健康、睡眠良好，而有些人却不行呢？其中一部分原因是，那些有效管理压力的人自有一套减压的态度与观念。

就拿吉姆与凯文的例子来说。面对压力时，吉姆习惯消极思考，觉得受到威胁、无能为力，一心想着逃离人群。他的脾气也变得暴躁，完全失去了以往的幽默。

相反的，凯文会乐观地看待一切，将压力视为挑战，相信自己可以掌控压力。他也会在自我调侃一番后，通过改变愤怒的想法，向朋友、家人寻求支持。

结果，吉姆在压力下倍感焦虑，还出现头痛、失眠的症状。反观凯文，他却仍然保持积极的情绪，睡得相当好。

有关身心方面的研究表明，凯文抗压的态度与观念是健康与幸福的关键，有延年益寿之功效。

在前面的章节中，我们提到了两种方法，用于管理压力对情绪、睡眠与健康的不良影响，即放松疗法与认知重构。本章将再介绍一种管理压力的方法，即抗压态度与观念。

跟放松疗法与认知重构一样，抗压态度与观念也能让人更加快乐、宁静，更健康地看待生活。结合这三种方法，你会找到一种三管齐下的方法，帮助你有效减少压力对睡眠、健康与幸福的不利影响。

乐观的好处

乐观主义者是那些看重并且期待积极体验的人。他们比较习惯于将结果设想得一片大好，而且相信自己可以靠行动来影响事件的发展。乐观主义者在面对不确定的情况时，也会往好处想。他们总会看到事物光明的一面，对未来抱持积极的态度，相信好事将临，而且更懂得记住成功，忘却失败。简而言之，乐观主义者会看到每片乌云周围的白光。

当然，乐观主义者也会有消极思想和情绪，但他们积极的态度与观念会构成一张心理过滤网，让积极思想进入，抵御消极思想。因此，乐观主义者并不会有太多的消极思想，能够轻易地从消极思考模式转入积极思考模式。与悲观主义者相比，他们往往情绪更佳，更加自尊自爱，更加幸福。

研究表明，乐观有利于健康，可以降低患病的可能性，甚至可能会延年益寿。有研究发现，性格悲观的人更容易请病假、看医生。还有研究以1939—1944年哈佛大学的学生为对象，先评估了他们25岁时乐观与悲观的程度，接下来是30年的后续追踪。总的来说，在25岁时乐观的人身体更健康，更少患慢性疾病。

其他研究表明，与悲观的人相比，乐观的人术后康复更迅速，手术中与手术后的医疗并发症更少，免疫系统更强。

虽然乐观的态度部分取决于先天的性格，但亦可以后天习得。我们之前探讨过的两种减压方法——认知重构与放松疗法可以减少消极想法、消极情绪与应激反应，增强对压力的掌控感，继而促进乐观思考。

另外还有一些策略可以助你形成乐观的思想、态度与观念，如下：

1. 将挫折视为暂时的。如果你考试成绩糟糕，不要想着自己以后同样会考砸。同样，即使公司面试没有通过，你也不能想着自己永远找不到工作。

2. 避免放大问题。不要因为一段感情失败，就觉得自己每段感情都会变质，也不要因为办砸了一场派对，就觉得自己"什么事情都会搞砸"。

3. 不要觉得成功只是一时的，也不要一味认为成功纯粹是靠运气或外在因素。如果新工作刚开始的第一个月万事顺利，不要说"这是新手的好运，不会长久的"。

4. 不要因为你无法控制的事情而责备自己。正如已故的美国神学家雷茵霍尔德·尼布尔曾说过的一样，"上帝赐予我平静，来接受我无法改变的事；赐予我勇气，来改变我能改变的事；赐予我智慧，来了解这两者的差异。"

5. 重申乐观主张，反复向自己灌输积极观念，如"面对未知的一切时，我总是相信结局一片大好"。早上淋浴或练习放松疗法时，开车时或睡觉前都可以不断重申乐观主张。久而久之，这些乐观主张会比悲观思想更容易出现。

6. 保持感恩的态度，多想想你所拥有的东西以及日常生活中的积极事件。

7. 多结交乐观的人，避开悲观的人。乐观主义与悲观主义是会传染的。

运用这些方法来养成乐观思考的习惯，减少消极思想、消极情绪与应激反应，并改善情绪、睡眠与健康。

控制、投入与挑战

在美国电话电报公司（AT&T）进行史上最大一次公司重组的时候，苏珊娜·科巴萨博士对该公司的业务主管人员进行了研究。她发现，在这压力重重、前途未卜的日子里，有些主管仍然保持健康，而有些主管却患上了重病。

科巴萨发现有抗压能力的主管具有"耐压性"，对自己与生活有着独到的见解。她认为耐压性格有"3C"特征，即控制（control）、投入（commitment）、挑战（challenge）。更确切地说，耐压的人对身外之事十分投入，对生活中的事件有一种掌控感，而且将压力与变化视为挑战而非威胁。"3C"能够防压减压，减少压力对幸福、睡眠与健康的不利影响。

耐压的人天性乐观。他们视压力情况为成长的契机，视改变为平常的挑战。他们致力于身外更伟大的事，懂得更好地利用他人的支持。

相反的，科巴萨发现，那些患病的 AT&T 主管们在改变与未卜的前程下，感到无力、受威胁、疲惫。他们逃避压力，疏远他人。

究竟是什么让人耐压？遗传、早期的生活经验、父母的影响都有可能在起作用，但是耐压也可以后天培养。以下的方法就可以助你形成控制、投入、挑战的态度，让你成为耐压的人：

1. 练习放松疗法与认知重构，增加对身心、压力与生活的掌控感。

2. 将改变视为经常出现的挑战而非威胁。改变不仅有利于健康，亦是助你成长与个人发展的必要因素。

3. 融入自身之外的大集体中：如工作、家庭、社区、宗教。如此一来，你就会更少关注自己，减少压力。

培养耐压的态度，你将会睡得更好，你的健康与生活也会得到改善。

没有人是一座孤岛

养成"人与人彼此需要"的态度，你就能减少压力及其对睡眠、健康的不利影响，改善免疫系统，甚至可能活得更长久。

大量证据表明，有足够社会支持（包括家人、朋友、社区伙伴、社会或宗教组织、同事，甚至宠物）的人更加健康，不太容易患上大大小小的生理及心理疾病，死亡率也较低。确切地说，研究表明社会支持会带来以下多种好处：

· 减少患各种疾病的可能性，无论是癌症、关节炎，还是心脏病；

- ·　减少患抑郁症以及其他压力引起的疾病的可能性；

- ·　降低死亡风险；

- ·　降低胆固醇。

　　一旦患上重病，有社会支持的人治疗更配合，恢复更快，死亡率更低。斯坦福大学对患乳腺癌的女性做了一次重大研究，研究人员发现参加社会团体的女性患者寿命是其他女性患者的两倍。社会支持也可能是减少感冒的关键因素。在卡内基·梅隆大学的一项研究中，研究人员先将病毒注入志愿受试者体内，随后发现受试者的社会关系越多元化，就越不容易患感冒。

　　相反，缺乏社交的人（即认为自己找不到人分享心情或没有亲朋好友的人）比有强大社会关系的人更容易早逝。这些发现适用于所有人，不分种族、民族、性别、年龄或社会经济地位。独自生活的人比有人或宠物陪伴的人更容易患心脏病。实际上，缺乏社会支持跟缺乏运动、胆固醇过高一样有害健康，且它的死亡风险系数等同于甚至高于吸烟!

　　当然，孤独并不等同于独处，毕竟有些独自生活的人也一样快乐、健康。孤独是一种有问题的主观感觉，感到无人作伴、与人隔绝、无人倾诉。此外，并非所有的社会关系都有利于健康，一些负面的人际关系，如充斥着麻烦或伤害的关系会引起压力，增加患病风险，抑制免疫系统。

　　尽管如此，那些有牢固、稳定关系的人仍然有很大优势。另外，一些研究表明，无论婚姻关系满意与否，结婚的人都比没结婚的人更能抵抗疾病。

寻求社会支持也是根深蒂固的生理倾向，是祖先打猎、采集事物、抵抗猛兽及生存所必需的。社会支持最早表现为孩子对父母的依恋。研究一致表明，婴儿的身心发展与父母足够的关爱与养育直接相关。实际上，在动物王国中，由于人类的婴儿期最长，所以依附于照顾者是生死攸关的事情。

社会支持可以带来许多有益健康的好处，如爱、同理心、社会活动、友情、目标感与归属感，因为它让我们能够：

- 分享心情，得到有益的建议；

- 应付压力；

- 找到问题的解决方法；

- 改造消极思想，改变行为；

- 在过渡时期，有一种依赖与安定的感觉；

- 将注意力从自身转移到更重要的事情上。

不幸的是，虽然科学已经发现了社会关系对健康的重要性，但随着社会的发展，社会孤立与人际缺乏却愈演愈烈。在过去的几十年里，社会纽带已经在众多因素的影响下遭到破坏，如社会流动性、核心家庭与大家庭的分裂、单亲家庭、分居以及离异等。现在，很少有人与父母住得近，也很少有社区像以前一样紧密结合。此外，如今，维系一生的友谊也不太常见，而且大多数人也不会像几年前一样贸然造访朋友的家。

如果你感到苦恼、孤独或遇到麻烦事，找不到人依靠时，可以用以下方法巩固你的社会支持网：

1. 练习本疗程中所有改善睡眠的技巧。一旦睡眠得到改善，你的情绪也会相应改善。如此一来，你更容易吸引他人靠近。

2. 加入感兴趣的团体、俱乐部或社区组织，浏览一下地方报纸、社区活动日程表，或从大学、宗教组织那里获取各种社会组织的信息。

3. 如果你没有过敏的问题，可以养只宠物。宠物会给予你社会支持与情感依托，是不错的伙伴。研究表明，养宠物可以降低血压，而且宠物主人看医生的次数较少、患病率较低、心脏病存活率较高、寿命较长。

4. 面对压力时，不要退缩。你可以分散自己的注意力，寻求亲朋好友的支持，并多多参加社交，以此获得减压的社会支持。

5. 空闲的时候，不要一个人窝在家里看电视，可以给某人打个电话，拜访邻居，去健身俱乐部，出门购物或与人共进晚餐。

牢固的社会关系是一味良药。通过建立社会关系，减少孤独感，你将会改善健康，活得更久。你也将减少压力，降低夜晚的应激激素或孤独感，减少一夜无眠的可能性。

愤怒：不健康的情绪

愤怒及其他消极情绪并不总是坏的。当你受到伤害、威胁、不公正的待遇，或遭人贬低或使绊以致难以完成重要目标时，愤怒是一种适当的反应。愤怒可以矫正不公，激励他人改变不恰当的行为，帮助我们达成目标。

然而，对于某些人来说，不恰当的愤怒出现得过于频繁。过多的愤怒不会引起积极的行为，反而会适得其反，毫无作用，只会影响人际关系，增加压力，影响人的情绪。

当愤怒变成一种习惯，就会影响健康，特别是充满敌意的愤怒危害更大，它不仅更强烈、波及范围更广，且含有愤世嫉俗、敌视或反对的态度。愤怒的人很容易产生应激反应，导致血压升高、心跳加快、血胆固醇升高、血管紧缩以及流向心脏的氧气减少。愤怒的人也需要花更长时间，才能从应激反应中恢复过来。

因此，在所有消极情绪中，愤怒对心脏与心血管系统的危害最大。研究证明，怒气冲天、满怀敌意的人患心脏病、心脏病发作的风险较高，而减少怒气与敌意则会减少心脏病复发的可能性，也有可能预防心脏病。

长期的发怒与怀有敌意也会弱化免疫系统，不利于身体健康，甚至可能会危及生命。雷德福·威廉姆斯博士在杜克大学进行的研究中发现，怀有敌意的人在 25 年内死亡的概率是其他人的 7 倍。易怒的人会逼得家人、朋友远离，也更不愿意接受他人的帮助，这会减少社会支持，进一步危害健康。愤怒也会降低人清晰思考、集中注意力与有效工作的能力，而且由于愤怒会触发应激反应，所以也会干扰睡眠。相信许多人都有过气得难以入眠的经历。

当我们因为一些事情而备感压力、生气或挫败时，我们会更容易发怒。因此，如果有人因为闹钟没响，早会快迟到而心烦，又恰好碰上孩子不好好吃早餐或上班时交通堵塞，就更容易发怒。

与普遍的看法不同的是，男性与女性发怒的频率与程度是相同的，只不过男性的怒气更容易外显。他们会咆哮、扔东西、摔东西、咄咄逼人或借酒消愁。

所幸的是，长期的愤怒是一种可以改变的习惯。我们可以控制发怒，尽量少生气、早消气。这需要大量练习，但也是可以做到的。

减少发怒的第一步是要相信"发怒往往有害无益"。第二步就是要练习以下技巧，在日常生活中培养一种少生气、少敌对的态度。

1.练习放松疗法与认知重构，有效减少愤怒。经常练习放松疗法所引起的滞后效应会减少压力。如此一来，我们的脾气就不会那么快就爆发，生气的门槛也会增高。放松疗法也会平息愤怒的思想。

认知重构可以改造愤怒的思想，降低怒气。你要尤其注意前一章所提到的认知重构日志，它可以帮助你找出自己发怒的模式与情况。了解这些情况后，你就能更好地控制怒气。

2.练习前一章中的"停止—迷你放松—重构法"，提高你消除怒气的能力。

3.不要指望十全十美，也不要指望别人总是达到你的预期。事情没有完成得尽善尽美，或者他人辜负我们的期望时，我们很容易产生愤怒。实际一点，在完美主义与周围人的行为中找到折中点，调整预期。

4.在令人发怒的情况下，你可以独自离开，分散注意力，出门散步、驾车或做一些舒心的事，让自己冷静下来，摆脱愤怒的思想，平息怒火。

5.经常运动，因为运动是紧张情绪的宣泄口，它引起的镇静反应可以减少怒气。

6. 练习移情，从他人的角度来看待引起愤怒的情况。

7. 发展社会支持网。他人的支持与关怀可以帮助你浇熄怒火。

8. 遵循基本的宗教与精神教义：当你觉得被误解时，要宽恕他人；己所不欲，勿施于人。许多宗教如此强调这些原则，可能是因为它们几个世纪以前就明白了"愤怒有害健康，甚至可能致命"，而科学界最近才发现这一点。

9. 正确看待愤怒，问问你自己，如果你只剩下一个星期的寿命，那惹你动怒的事情到底有多重要。许多人在亲近之人骤然逝去之后，更容易正确地看待愤怒。只要你有耐心，能够坚持练习这些技巧，就可以减少愤怒。你的情绪、健康、人际关系都会得到改善，也不太可能会因为应激激素过高或愤怒思想过多而失眠。

一笑泯"压力"

你经常笑吗？研究表明，以较幽默的态度来对待自己可以减少压力，改善健康。

大笑会麻痹疼痛，带来精神愉悦，也可能会使脑部分泌出一种让人"兴奋"的类鸦片化学物质——内啡肽。一些研究发现，在减少压力与减轻疼痛上，幽默与放松疗法一样有效。还有研究表明，幽默可以提高免疫系统功能。

已故的诺曼·卡曾斯认为，正是因为观看马克斯三兄弟的电影与真人秀节目"真实镜头"，每天大笑不止，自己严重的关节炎才得以治愈。他发现10分钟的大笑有麻醉作用，可以减少疼痛，改善睡眠。

笑让我们更加随性地看待自己与生活，减少压力、焦虑、愤怒、忧郁。在压力情况下的幽默可以缓和压力，让我们有时间改造不理性的思想，更积极地看待压力，促进认知重构。

用幽默自我调侃一番尤其解压，因为它帮助我们：

- 正确看待自己的缺点，避免放大缺点；
- 让自己放松，懂得人无完人；
- 更随性地看待自己，避免过多关注自我。

笑能打破紧张，减少人与人之间的隔阂；笑能增加人与人之间的联系，减轻压力，增添积极情绪。幽默也能增加同理心，而我们在前面探讨过，还可以减轻压力。

孩童时期，我们常常会无所顾忌地欢笑，但我们中的许多人随着年龄增加，逐渐失去了这种心性。一些成人太过紧张、严肃，已经忘记了如何笑。所幸的是，靠笑与幽默来减轻压力是我们可以后天习得的技巧。以下方法可以帮助你在日常生活中培养更幽默的态度：

- 看看报纸上的漫画，租借搞笑的影碟，到电影院看滑稽的电影，看电视上播出的喜剧或午夜秀。
- 与风趣的人打交道，避开一本正经的人。要是听见了好的笑话，就记住它，然后再说给其他人听。
- 与周围的孩子多接触一下，找回童心。你可以跳蹦床、荡秋千、在雪地里玩耍或者玩一些幼稚的游戏。多多观察孩子们，与他们一起玩耍，他们是教你幽默的最好的老师。

- 研究表明，面部表情的变化会引起情绪的变化。"一张笑脸"会改变我们的想法，让我们心情转好，而皱眉会让我们感到伤心。因此，要多注意你的面部表情，它们会影响你的感觉。每次站在镜子前面，都要练习微笑。当微笑成为一种习惯，你就会不经意地露出微笑。如果你经常展开笑颜，你将会更轻松、更健康，睡得更好。能够笑对自我可以提高自尊心与自信心。

赠人玫瑰，手留余香

助人不仅让人感觉良好，而且研究表明，它可以减轻压力的影响，改善帮助者的健康。在一项以密歇根特库姆塞2 700名居民为对象的重大研究中，研究人员发现，志愿参与社区组织的人与没有参加社区组织的人相比，后者的死亡概率是前者的2.5倍。《健康心身手册》的作者大卫·索贝尔博士与罗伯特·奥恩斯坦博士在研究中发现，帮助他人可以提高免疫系统，减少感冒、头痛，减轻疼痛与失眠。

利他行为有利于健康，这是因为在关怀他人的同时，我们也能看到自己的行为带来的益处。过度关注自己会让自己只注意问题本身，引起焦虑、抑郁。利他行为会减少自我关注，将注意力从问题与烦心事上转移开来。

利他行为也能带来以下好处，减轻压力及其对睡眠、健康的影响：

- 积极情绪增多，如更懂得关心他人；

- 态度好转，更加满足于自己拥有的东西；

- 更加相信自己的技能与实力，自尊心与幸福感增加；

- 愤怒与社会孤立减少，社会支持增多。

《行善的治愈力量》一书的作者艾伦·卢卡斯以数千名志愿者为调查对象，发现经常帮助他人会立刻带来愉悦的感觉。这种现象被称为"帮助者的快感"，包含温暖、精力大增、愉快的感觉，有放松、平静的长期功效。

利他行为是我们生物进化的一部分。我们的祖先在打猎、采集食物与抵御猛兽时互帮互助，借此才得以生存下来。利他行为是一种与身外之事产生共鸣的方式，让你更能强烈地感受到"我们"，赋予生命意义。

要想培养日常生活中的利他态度，你可以参加一些活动，如当家教或电话接线员，探望养老院，到医院、收容所当义工，或者给生活困窘的人做饭、送饭或捐钱。有的活动可以独立进行，有的可能需要你与社区组织合作。不管怎样，最重要的是要选择一项你喜欢而且做起来得心应手的活动。

一些自发的助人行为也是利他行为，例如：

- 随手为他人扶门，帮助老年人或双手拎满东西的人；

- 排队或开车时，让他人先行；

- 暴风雪过后，帮助邻居铲车道上的雪；

- 写张便条或打个简短的电话，夸奖他（她）人干得好。

在日常生活中采取利他的态度会让你心情愉悦，压力减少，睡得更好，身体更加健康。你也可能会活得更长久。

以积极幻想与否定来管理压力

心理学家发现，耐压的人不但更加乐观，而且会"扭曲"现实，尽可能往最好的一面去想。确切地说，这些人会：

- 夸大自己的能力与受欢迎的程度；

- 在记忆中美化过往；

- 经常用肯定的言辞来描述自己；

- 十分相信自己对周围事情的掌控力。

简而言之，积极幻想可以减轻压力，改善情绪与健康，而耐压的人正是从这个角度看待自己。因为积极幻想在孩童身上表现得尤为强烈，所以它可能是一种与生俱来、身体必需的演化适应。

耐压的人习惯采用否定的方式，轻视或直接否定压力，以此将事实扭向积极的方向。然而，传统上，人们却认为否定是一种不健康的防御机制，会阻挠我们面对现实，所以给否定贴上了消极的标签。

勇于面对一些严重的创伤、疾病或其他重大压力源是正确而且必要的做法，但针对耐压一族进行的研究表明，否定日常琐碎有益于健康。轻视、忽视或否定一些小问题可以减少压力，让生活变得更易掌控。相反的，对小问题斤斤计较只会徒增压力，不利于情绪、睡眠与健康。

如果你适当地否定某些事，更积极地看待自己，你的压力会减少，睡眠与健康会有所改善。以下策略可以促进积极幻想：

1. 首先，识别并改变消极思想。练习放松疗法与认知重构，帮助你减少消极思想，转向积极幻想。

2. 练习本章前面所提到的技巧，培养乐观的态度，促进健康的积极幻想。

3. 在日常生活中，许多情况都是模棱两可的，可以从不同方面来理解。既然我们可以通过大脑中的过滤网来扭曲事实，不如从最积极的角度来看待问题。

信仰的力量与实质

纵观历史，人们都是靠宗教与精神信仰来减压。科学发现也开始证实，宗教与精神信仰或许能减少压力、改善健康，发现如下：

- 接受心脏手术后，有宗教信仰的人比没有宗教信仰的人更有可能活得更久；

- 宗教与精神信仰可以适当地抵御癌症及压力引起的各种疾病，可能降低死亡率；

- 宗教与精神信仰可以减少焦虑、愤怒、抑郁，提升生活与婚姻满意度、幸福感以及自尊心；

- 老年人越投入于宗教活动，就越硬朗；

- 参加宗教服务的人血压更低，心脏病发作的风险是其他人的一半；实际上，宗教信仰不仅有利于心脏病的治疗，也可以抑制其他传统风险因素，如高胆固醇、吸烟；

- 有宗教信仰的人较少有不健康的行为，如吸烟、酗酒、吸毒等。

许多宗教都会倡导健康的习惯，如限制吸烟、饮酒，这或许就是宗教信仰有利于健康的原因所在。此外，精神信仰也鼓励本章所提到的许多减压态度与信念，如乐观主义、控制感、投入感、挑战感、同理心、宽仁之心以及利他行为，这也有利于健康。

宗教信仰也能赋予人生活的意义与目标，帮助我们正确看待压力源、平静地应对压力，最终减少压力。

哈佛医学院的郝伯特·本森博士认为，宗教信仰与祈祷或许有益于健康，因为它们会引起放松反应。实际上，他相信人类之所以信仰宗教、习惯祈祷，可能是进化过程中的生理所需。

仔细看看上面的发现，找到适合你的宗教信仰，这有助于减少压力，改善睡眠与健康。

第六周进步总结

本章结尾收录了本书的最后一篇进步总结——第六周进步总结。该总结新增了一项条目，以记录抗压态度与信念对日常生活的积极影响，例如：

- 更加乐观、健康地思考；
- 更能控制压力及压力相关的症状；
- 愤怒减少或幽默感增强；
- 与他人的共鸣感增加；

- 内心更平静。

巩固这几点，你会更加相信自己的力量，睡得更好，也会更合理、更积极地看待自己与生活。

第六周进步总结

1.评估你这周的睡眠模式：

a）睡了几夜好觉_____

b）有几夜保证了核心睡眠（睡眠不少于5.5个小时）_____

_____

c）失眠了几个晚上_____

2.在几篇睡眠日志上记录了积极睡眠思想?_____

_____

3.这周，你是否经常在心里进行认知重构？（选择一项）

整个星期

经常

偶尔

从来没有

4.评估你安眠药的服用情况：

a）有几个晚上没有服药_____

b）有几个晚上减少了药剂_____

c）有几个晚上照平常剂量服用_____

5.追踪你的睡眠效率：

a）你平均的睡眠时间（每晚几个小时）_____

b）你平均的床上时间（每晚几个小时）_____

c）你平均的睡眠效率（平均睡眠时间除以平均床上时间）____

_____

6.追踪你的睡眠质量和起床时间一致性：

a）根据睡眠日志评估你的平均睡眠质量_____

b）在你预设的起床时间内半小时起床的天数_____

7.这一周来，你是否经常运用睡眠计划法和刺激控制法？（选择一项）

经常

偶尔

从来没有

8.这周中，你是否经常采用有利于睡眠的生活方式？（选择一项）

经常

偶尔

从来没有

9.是否经常在白天练习放松疗法和迷你放松法？（选择一项）

经常

偶尔

从来没有

10.你是否经常在晚上练习放松疗法帮助自己入睡或重新入睡？（选择一项）

经常

偶尔

从来没有

11.这周中，你是否经常运用认知重构来管理压力？（选择一项）

经常

偶尔

从来没有

12.这周中，你是否经常练习减压态度与信念？（选择一项）

经常

偶尔

从来没有

13.从以下选择中，找出疗程开始以来，你取得的所有进步：

_____失眠的夜晚减少

_____睡足核心睡眠的夜晚增加

_____睡得好的夜晚增加

_____入睡更快

_____夜晚醒来的次数减少

_____夜晚清醒的时间减少

_____平均每晚的睡眠时间增加

_____睡眠质量提高

_____睡眠效率提高

_____安眠药服用减少

14.简述接受疗程后，你自身和生活上发生的积极变化：＿＿＿＿

＿＿＿＿＿＿＿＿＿＿＿＿＿＿＿＿＿＿＿＿＿＿＿＿＿＿＿＿＿＿＿

附　　录

附录 A　管理轮班工作

上夜班（晚上 11 点—早上 7 点）或三班倒（日班、晚班、夜班轮换）的人不计其数。在这些人中，一半以上的人都有睡眠问题。研究表明，轮班工作的人与朝九晚五的人相比，前者的睡眠质量更差、睡眠时间更短、入睡更困难、睡眠更不安稳。

为什么轮班工作会让睡眠问题如此频发呢？我们在第 2 章中讲过，体温在决定睡眠与清醒上扮演着重要角色，而每天光与暗的交替是影响体温起伏的直接因素。光亮促使体温上升，让人清醒；黑暗促使体温下降，让人入睡。因此，上夜班与轮班工作的人更容易有睡眠障碍，因为他们经常必须在白天睡觉，而这本该是他们清醒的时间。

轮班工作的人也必须在身体该休息的时候工作，所以他们很容易在工作期间打盹或打瞌睡。研究表明，在夜班工人中，有 75% 的人上班时感到昏昏欲睡，一半以上的人都承认自己会在上班的时候睡着。实际上，隔天下班后，夜班工人也经常在开车回家的路上打瞌睡。

上班期间，清醒度降低会影响工作表现、效率、质量，增加错误、安全问题与工伤事故发生的可能性。实际上，曾经许多严重的工伤事故都是由夜班工作中的困乏引起的。1979 年的三里岛核电站事故正是在凌晨 4 点钟发生的，这与一名刚刚换到夜班的工作人员不无关系。其他倒班引起的事故还包括"埃克森·瓦尔迪兹"号邮轮漏油事件与切尔诺贝利核事故。

轮班工作的人工作满意度更低、旷工率更高、士气更低迷。轮班工作让越来越多的人靠安眠药与酒精助眠，靠咖啡因之类的兴奋剂提神。与白天工作的人相比，上夜班与轮班的人情绪与健康状况更差，幸福感更低，压力程度更高。

由于上夜班的人陪爱人、孩子的时间较少，所以婚姻与家庭关系也会受到影响。休假的时候，即使想要与家人、朋友聚聚，也常常无力享受其中的互动。一般而言，正因为社交时间较少，社会孤立与孤独成了夜班族的一大问题。

上夜班已经够难应付了，而日班、晚班、夜班间的轮换更是难熬。三班倒的感觉就跟飞行时差反应一样，就像是在美国工作一周后，跑到欧洲工作一周，又到亚洲工作一周，只是没有坐飞机罢了。当身体必须快速适应新的清醒与睡眠时间时，它根本没有机会适应任何一段轮班时间，也无从建立与之相符的体温节奏。

月复一月的轮班工作后，长期混乱的体温节奏几乎可以让你睡眠紊乱、清醒度降低。因此，三班倒的人与定时上夜班的人相比，前者的睡眠、清醒度与情绪问题比后者更甚。

有些人比较容易适应夜班，而失眠患者与老年人最难熬过夜班，这是因为失眠患者的睡眠系统本就敏感，而老年人体温节奏调节能力比年轻人差。

如果你要上夜班，以下指南可以将不良影响降到最低：

1. 休假的时候，尽量维持固定的睡眠与清醒时间。如此一来，你的身体会获得固定的作息暗示（比如固定起床时间、定时运动与社交），体温节奏也会同步起伏。然而，大部分轮班工作的人都很难做到这一点。他们常常在休假的时候，还是按上班时的安排参与社交。

2. 早上下班时，戴上墨镜遮阳，防止体温与清醒度上升。

3. 下班后，用足够的时间让自己放松下来。如果你早上 7 点下班，不要企图 8 点就睡着。

4. 确保你的睡眠不会因光线、门铃、电话、街上的噪声或他人而中断。拉上深色窗帘，让卧室暗下来，或戴上遮光眼罩。不要让孩子、爱人或电话打断你的睡眠。借助声音调控器、电风扇或耳塞来减少噪声，并在木地板上铺上地毯，减弱脚步声。你也可以参照第 7 章里的其他指南，创造最佳睡眠环境。

5. 练习本疗程中改善睡眠的技巧，减少夜班对睡眠的干扰。

6. 与你的同事一起建议雇主保证工作场所中有足够照明。强光可以提高清醒度与工作效率（这也可以增加雇主的利润，弥补照明的成本），也可以使体温节奏同步，让你在白天睡得更好。

事先做好轮班准备可以减轻轮班工作的不良影响，你可以在换班前几天就开始调整上床与起床的时间。例如，如果是从晚班（下午 3 点—晚上 11 点）换到夜班（晚上 11 点—早上 7 点），就可以提前几天将上床与起床的时间延后几小时；如果是从夜班换到白班，就将上床与起床的时间提前几个小时。起床或上班时，尽量多接触明亮的光线，让自己保持清醒。

　　轮班工作的人也应该避免睡前几个小时接触强光，以免唤醒身体。要想减轻轮班工作对睡眠的干扰，就尤其要注意创造理想的睡眠环境，并练习本疗程中改善睡眠的所有方法。

附录 B　管理时差反应

时差综合征是旅客跨时区飞行后产生的一系列症状，症状包括：

- 白天嗜睡；

- 夜晚难以入睡或时睡时醒；

- 胃肠道紊乱，如肚子痛、腹泻或便秘；

- 疲劳、不安、疼痛；

- 方向感迷失、混乱、注意力不集中、易怒、时间感错乱、大脑反应迟钝。

要明白为什么会出现时差反应，你可以假设自己晚上 9 点从波士顿起飞，到达伦敦的时间为当地时间 9 点，但你此时仍然习惯于波士顿时间，体温告诉你现在是凌晨 3 点。因此，你会感到困倦、无精打采、头脑迷糊，无法清晰思考，也很难在交通高峰中驾车或享受第一天的旅行。如果你打算在伦敦时间晚上 11 点上床睡觉，肯定很难入睡，因为你的身体会认为这是下午 3 点。

向西飞行时，情况则恰好相反。例如，从伦敦飞往洛杉矶，洛杉矶时间显示晚上 8 点时，身体却认为这是波士顿晚上 11 点，那你会很难保持清醒，隔天也可能会一早就醒来。向东飞行引起的失眠往往会更严重，因为我们的生物钟慢于当地时间，这就意味着如果我们要顺应当地时间，就必须要强迫自己睡觉。

时差综合征的持续时间与严重程度随着时区的增加而增加。跨一两个时区往往不会引起什么时差反应，跨三个时区就会引起明显的时差反应（尽管症状仅持续几天），而绕半个地球飞行引起的症状会持续几周。此外，在飞机上睡得不舒服以及旅行的压力会加剧时差反应。

一般而言，每跨一个时区，我们就需要一天来调整体温节奏，使之适应新时区的时间。因此，如果有人从美国飞往亚洲，并打算在亚洲逗留一周，那他可能这一周都在调时差。

如果你是一名商务旅行者，跨好几个时区飞行后，却只打算在目的地停留一两天，那你肯定没有足够时间调时差。因此，你最好尽量保持平常的作息时间，在你清醒、反应快的时候办公（这就是为什么飞行员在快速返航的航班上，尽量保持原本的作息时间）。当地是白天的时候，你要尽量避免卧室内光线、噪声的干扰。

商务旅行者或度假者跨几个时区飞行后，时差问题更严重。如果打算在目的地待上好几天，就应该尽快适应当地的时间。你可以在飞行前、飞行中或飞行后，按照以下方法加快调整时差，减少时差反应：

1. 出发前，按照目的地时间，逐渐调整自己的上床、起床、吃饭的时间。如果向东飞行，起床、吃饭、上床的时间需要提前；

如果向西飞行，则将上床、吃饭、起床的时间需要延后。调整得越早，时差问题就会越小。

2. 在飞行途中，多喝水，避免湿度低引起的脱水（飞机上的压缩空气十分干燥），因为脱水会让体温更难适应新时区。在飞机上要避免摄入酒精、咖啡，它们只会让脱水更严重。

3. 一片安眠药可能会让你更容易在飞机上睡着，更容易调整时差。半衰期短的安眠药（见第3章）为最佳选择，因为它不仅见效快，而且可以快速排出体外。

4. 一到达新时区，就立刻调整睡眠计划，以适应当地时间。例如，早上9点到达伦敦时，即使身体告诉你现在是波士顿时间凌晨3点，也不要大白天睡觉。你可以在室外晒点儿太阳、活动一下筋骨或与他人聊天，去除睡意。如果你在室内，就尽量待在窗户边或日光充足的房间内。顺应当地时间，在合适的时间用餐。

5. 不到当地的睡觉时间，就尽量不要上床。如果需要的话，可以小睡一会儿，帮助你撑过白天。要确保你的房间足够暗，将夜间醒来的可能性降到最低。

6. 给自己适应新时区的时间，不要在第一天安排太多活动。如果你是出差，就尽可能在商务洽谈的前一两天到达。刚抵达目的地的前一两天，趁清醒安排会议。

7. 如果你经常跨时区出差，可以考虑买一个光箱。我们在前面提到过，光箱价钱较便宜，可以用于延缓或加快体温改变。一些关于空中飞人与飞行员的研究表明，在出发前几天，暴露在人造光箱的强光下有助于你调整时差，减少时差反应（向东飞行的人，早上使用光箱；向西飞行的人，晚上使用光箱）。一些公司甚至开发出可以发出明亮光线的棒球帽，可以在飞行途中或到达目的地时使用，以调整体温，适应当地时间。

　　不管你跨时区飞行是为了旅游，还是为了出差，这些指南都会助你减少时差反应，让你的旅行更加愉快、更富有成果。

该赖在父母的怀抱或床上才能睡着。

理查德·佛柏博士是哈佛医学院附属儿童医院的儿科医师，也是《解决您孩子的睡眠问题》一书的作者。他已经帮助许多父母成功地引导孩子养成良好的睡眠习惯，我和爱人也包括在内。佛柏推出了以下渐进式方法，帮助3~6个月的婴儿学会自行入睡：

1. 如果婴儿在睡前或半夜醒来后哭闹，那等他哭5分钟后，再进入婴儿房，温言细语地安慰一番后，就离开房间。不要把孩子抱起来轻抚或轻拍，也不要在婴儿房里待太久，这只会让婴儿哭闹得越厉害。

2. 如果婴儿哭个不停，就让他再哭10分钟，然后再回到婴儿房，安慰一下床上的婴儿，之后迅速离开房间。如果他还在哭，等他哭15分钟后再去看看他。之后每次看他前，都应该先让他多哭15分钟。

3. 第二天晚上，第一次进房间看婴儿前，先让他哭10分钟。第二次看婴儿前，先让他哭15分钟，之后都等他哭完20分钟后再去看他。接下来的晚上，每次看婴儿前，都比前一晚多5分钟。

采用这种方法，大多数婴儿都可以在一周内学会自行睡着（有时候父母也需要这么长时间来适应这种做法，学会放任婴儿哭几分钟）。在某些情况下，婴儿在前一两个晚上可能会哭上一两个小时，但在接下来的晚上，哭闹持续的时间通常会越来越短。要想成功运用这种方法，关键在于你是否能言行一致，是否愿意牺牲前几晚的一些睡眠时间（这就是为什么许多父母都认为周末晚上是开始运用这种方法的最佳时间）。

随着婴儿渐渐长大，可以在婴儿床上放些毛绒动物玩具或毯子之类的柔软物。时间一长，婴儿就会开始将睡眠与毛绒动物或柔软物联系在一起。

学龄前儿童与学龄儿童

有 20%~25% 的学龄前儿童与学龄儿童有睡眠问题，比如不喜欢上床睡觉、难以入睡、时睡时醒，需要父母哄着入睡，不爱在自己的房间睡觉，或要跟父母一起睡。这些孩子通常没有在婴儿期养成良好的睡眠习惯。

以下指南可以帮助学龄前与学龄儿童建立良好的睡眠模式：

1. 虽然孩子们小睡的频率与时间都大有不同，但大部分 3~6 岁的孩子都不会动不动就睡觉。到了这个年龄，他们应该早早午睡，但午睡时间不宜超过 2 个小时，否则小孩到了晚上该睡觉的时候还精力充沛。

2. 因为运动有助于睡眠，所以务必让你的孩子多运动。然而，现在有越来越多的孩子不喜欢运动，这让卫生官员们十分担心。孩子不运动的罪魁祸首就是电视。一些孩子每天都要看 3 个多小时的电视，这已经见怪不怪了。限制孩子看电视的时间，鼓励他们多做运动，特别是在傍晚的时候，这会改善他们的睡眠。

3. 限制孩子摄入含咖啡因的食物和饮料。咖啡因对孩子的刺激作用远甚于成年人，更容易影响孩子的睡眠。午餐后，可乐、巧克力（糖果、冰淇淋、可可粉）以及其他含咖啡因的食物或饮料都应该避免。

4. 睡前给孩子一些缓冲时间，让他们放松下来。这段时间，尽量不要让孩子吵闹、过于兴奋或蹦来蹦去，鼓励孩子做一些安静、放松的事，比如看书或静静地玩耍。

5. 固定睡前例行之事，帮助孩子将上床时间与睡眠联系起来。这例行之事包括刷牙、读书、把最喜欢的毛绒玩具摆在床上、关灯、睡前拥抱、晚安吻。给孩子足够的时间（通常 20~30 分钟）完成这些事。

6. 按照孩子平常发困的时间，固定上床时间。然而，如果该上床睡觉的时候，你的孩子还不想睡，可以再给出 15 分钟的时间，让他读会儿书。如若不然，孩子可能会开始将睡觉时间与无法入睡时的挫败感联系在一起。

此外，千万不要向孩子灌输消极睡眠思想。例如，你不能告诉孩子"如果睡不好觉，明天就提不起劲"，否则，孩子睡前可能会感到焦虑与紧张，这会增加慢性睡眠问题的可能性。在多数情况下，孩子都可以达到需要的睡眠量，必要时也能睡着，所以你大可以放心。

7. 如果你的孩子在该睡的时候睡不着，可以逐渐将早上起床的时间提前，这可以加快孩子的体温节奏，让孩子晚上更早睡着。此外，督促孩子按时起床，这可以让孩子每晚到点就想睡。

8. 一旦孩子爬上床，尽量不要让孩子再下床"多喝些水"或"再来个抱抱"。你越纵容这些行为，孩子越会试着爬下床。快速把孩子放回被窝，不要给孩子讨价还价的机会。不过，如果孩子乖乖睡觉，可以口头上表扬一番，或者在第二天早上给点奖励，比如弄点好吃或好玩的。

9. 不要为了惩罚，让孩子早早上床。如果孩子上床的时候闷闷不乐，他会很难睡着，并且排斥上床时间。你的孩子应该将床、上床时间与睡觉联系在一起，而不是与惩罚联系在一起。

最后，你的孩子可能会在某个阶段因为怕黑、怕怪兽或怕做噩梦而不敢上床。这个时候，不能允许孩子逃避恐惧，千万不要纵容他跟你一起睡或换间房睡，因为这会让孩子更相信自己没办法一个人睡。

以下策略可以帮助孩子克服夜间恐惧：

- 允许孩子留一盏灯或让门半开，然后逐渐把灯调暗或把门关严；
- 教孩子一些放松技巧，比如让孩子想象一下最喜欢的地方或英雄，这会帮助孩子放松，抛开不安的想法；
- 让孩子少接触电视或电影中的恐怖画面；
- 向孩子解释幻想与现实的差别。

教孩子如何睡好需要时间与耐心，但值得努力。如此一来，孩子会养成良好的睡眠习惯，在往后的日子里都能睡得好。

附录 D　其他放松方法

自生训练

自生训练是由德国的约翰内斯·舒尔茨博士研究出来的放松技巧。"自生"意为"自身诱导"，利用温暖与沉重的自我暗示来达到放松效果。以下为舒尔茨博士自生训练的修改版本：

闭上眼睛，将注意力集中到脚趾与双脚上，你会感觉到一波放松感自双脚传出。现在，放松感穿过小腿与大腿，到达腹部、胸与背部，你会注意到身体的紧绷感正在消失。接下来，放松感正延伸到双手、前臂、上臂、肩部，再到颈部、下巴、面颊、眼睛、前额，身体越来越放松。

将注意力集中在呼吸上，你会注意到自己越来越习惯靠腹部呼吸，呼吸越来越富有节奏。吸气时，腹部会扩张；而呼气时，则会收缩。花点儿时间关注一下自己的腹式呼吸。

如果你的思绪开始游移不定，轻轻抛开杂念，将注意力拉回到呼吸上。每次呼吸时，在心里重复默念一个字眼（如"一""松"）

或许对你有帮助。这个字眼是你注意的焦点，帮助你摆脱日常杂念，集中意念。花点儿时间专注于呼吸以及你选中的字眼。

现在你的呼吸更加富有节奏，更加倾向于腹式呼吸，将注意力集中到双臂，并缓慢地对自己重复"我的手好沉"。此时，想象出手臂变重的画面或许有帮助，然后缓慢重复两次"我的手臂好沉"。现在将注意力集中到双腿，缓慢重复"我的腿好沉"。同样，将双腿变沉具象化或许有所帮助，再缓慢重复两次"我的腿好沉"。

现在将注意力拉回双臂，边缓慢重复"我的手臂好暖"，边想象出手臂变暖的画面，之后再重复两次"我的手臂好暖"。然后，将注意力转移到双腿，边缓慢重复"我的腿好暖"，边想象出手臂变暖的画面，之后再重复两次"我的腿好暖"。

你的身体会越来越沉，越来越暖，越来越放松。你会注意到身体的紧张感完全消失，只留下平静、放松与安宁。

最后，按照自己的速度，做一个缓慢的深呼吸，再慢慢睁开双眼。

想象自然景观

下面我们来学习如何想象出让人放松的自然场景，引起放松反应。

闭上眼睛，将注意力集中到脚趾与脚上，你会感觉到一波放松感经过双脚，然后延伸至小腿、大腿，再到腹部、胸部、背部。此时你会感觉到身体的紧张感正在消散。现在，放松感移至双手、前臂、上臂、肩部，接着到颈部、下巴、面颊、眼睛、前额，身体的紧张感减少。

现在将注意力集中在呼吸上，你会注意到自己越来越习惯靠腹部呼吸，呼吸越来越富有节奏。你也会注意到，吸气时，腹部会扩张；而呼气时，腹部则会收缩。花点儿时间关注一下自己的腹式呼吸。

如果注意力开始分散，抛开其他杂念，将注意力拉回到呼吸上。每次呼吸时，在心里重复默念一个字眼（如"一""松"）或许对你有帮助。这个字眼是你注意的焦点，帮助你摆脱日常杂念，集中意念。花点儿时间专注于呼吸以及你选中的字眼。

现在你全身更加放松，想象自己正置身于大自然中的一处宁静之地，一个你去过或想要去的地方，比如草地、沙滩或高山。花点儿时间欣赏触目所及的所有美景，比如天空、树木、动物、鲜花等。你听到水声、风声或鸟叫声了吗？闻到鲜花或草地散发的幽香了吗？现在，你会感觉到阳光温暖着你的肌肤，好好享受一下这宁静之地的祥和。

现在坐下或躺下来享受这宁静之地，抬头看看蓝天、白云或月亮、星星。你浑身更加放松，觉得内心一片平静与祥和。花点儿时间享受这安宁、美好的地方。需要放松的时候，你可以再回到这个地方。

再环顾一下四周，做一个缓慢的深呼吸，慢慢睁开双眼。

渐进式放松训练方法

渐进式放松训练是埃德蒙·雅各布森博士研究出的方法，在他的著作《渐进式放松》一书中多有论述。该方法通过全身肌肉的紧张与放松，增加人们对两种感觉的把握，引起放松反应。以下为雅各布森博士方法的修改版本。

闭上眼睛，将注意力集中到呼吸上，更有节奏地放缓呼吸。你会注意到腹部会随着吸气、呼气而扩张、收缩。花点儿时间专注于呼吸。

现在随着身体渐渐放松，尽量紧握右拳，感受右手的紧绷感。持续5秒钟左右后，立刻松开拳头，让右手放松下来。细细体会右手的放松感以及它与紧张感的差异。依此步骤，放松你的左手。

接下来，收紧右臂，保持5秒钟左右，体会右臂的紧张感。然后，快速放松，注意右臂的放松感。细细体会放松与紧张的差异。依此步骤，放松你的左臂。

现在将注意力集中到右腿，拉紧右腿，维持5秒钟左右，立刻放松右腿。集中体会右腿的放松感及其与紧张感的差异。依此步骤，放松你的左腿。

现在肌肉越来越放松，呼吸越来越缓、越来越有节奏。如果你的思绪开始漂移，就将注意力拉回到身体的放松感上。

现在收紧腹部，感受腹部的紧绷。5秒钟后立刻放松腹部，感受放松与紧张的差异。重复这种一张一弛的步骤，放松背部肌肉，感受紧张与放松的差异。然后再到颈部、肩肌、下巴、面颊、眼睛、前额，注意肌肉紧绷与放松的差异。

稍微感受一下全身的放松，你会注意到呼吸越来越缓、越来越有节奏。抛开所有杂念，你更加放松、平静、安宁。花点儿时间体会放松的感觉。

最后，按照自己的速度，做一个缓慢的深呼吸，再慢慢睁开眼睛。

致　谢

　　我在劳伦斯大学（位于威斯康星州阿普尔顿市）上学时，有幸获得约翰·斯坦利博士与布鲁斯·赫茨勒博士的指导。他们不仅在课上带领我一步步踏入行为医学这门新领域，而且颇为支持我这方面的兴趣。在劳伦斯大学的那几年里，我们亲密共事，而我在课程学习、独立研究以及毕业论文方面取得的成绩也离不开他们的谆谆教导。他们极大地影响了我的思想与研究事业，我将永远感谢他们。

　　我还要感谢劳伦斯大学的校长——理查德·沃彻博士对我研究的支持。在劳伦斯大学的那段迷人岁月里，我不仅思维得到了激发，还具备了成为临床医师、科学家的所有技能。

　　感谢艾伦·贝尔登博士与约翰·肯普博士聘请我担任阿普尔顿圣伊丽莎白医院的压力管理医师，这给了我第一次治疗病患的机会。我非常感谢他们的支持、指导与信任。我也要感谢田纳西大学的乔尔·卢巴博士对我博士论文的指导。我在科学与临床方面的成就亦离不开他的教导与智慧。

我要感谢郝伯特·本森博士、肯尼思·佩尔蒂埃博士、罗伯特·奥恩斯坦博士、大卫·索贝尔博士。他们的开创性研究极大地推动了行为医学与身心医学领域的发展，也对我早期的思想有很大影响。郝伯特·本森博士还盛情邀我一起进行哈佛医学院的博士后研究。共事多年以来，他为我的研究提供大量前期帮助。他不仅是我的合作伙伴，更是我的良师益友。与他共事，我深受启发，也感到荣幸之至。

感谢丹尼斯·鲁索博士与布鲁斯·马赛克博士让我有机会接受哈佛医学院儿童医学的博士后临床培训。他们的鼓励、指导以及丰富的临床知识影响了我的职业生涯，也影响了其他许多人的职业生涯。

我也要感谢贝斯以色列女执事医疗中心行为医学部、身心医学研究所以及睡眠障碍诊疗中心的所有同事，尤其是安·韦伯斯特博士、玛格丽特·考迪尔博士、卡萝·威尔斯·费德曼、艾琳·斯图尔特以及珍·马西森博士。我要感谢他们不吝分享自己的想法与才能，感谢他们的友谊与鼓励，我从中获益匪浅。玛格丽特·考迪尔建议我写下这本书，珍·马西森邀我加入睡眠障碍诊疗中心，安·韦伯斯特的智慧、活力、精神与鼓励点亮了我的每一天。

已故的理查德·弗里德曼与我共事了十年，指导我的研究十年，一直是我的良师益友。在我的科学研究之路上，他对我的影响不可估量。同样，他在行为医学领域作出的贡献也不胜枚举。他的才智与精神将永存于身心医学研究所工作人员的记忆深处。

我也要感谢与我相伴数十年的许多患者。他们与我分享经历，伴我在临床与科学道路上越走越远，也让我真正成长起来。我也要感谢贝斯以色列女执事医疗中心行为医学部与睡眠障碍诊疗中心所有管理人员，感谢他们对行为医学失眠疗程的大力协助；感谢约书亚·谢尔曼与乔治·沃伯格对我博士后教育的资助；感谢保罗·皮·多斯伯格基金会与美国国立卫生研究院提供的研究基金。

感谢内德·莱维特与康妮·克劳森在疗程计划初期提出的建议，感谢德波·伏特、米契·斯坦因博士、琼·玻利森克博士、帕蒂·布莱曼一路上提供的建议与帮助。

我也要感谢我的著作代理人里德·波尔茨。感谢他相信我，让我在第一本书的创作中收获了一次精彩纷呈、满是硕果的体验。整个疗程的论述都得益于他的洞察力、智慧与技能。他不仅是一名好的合作伙伴，也是一名资深的专业人士。

最后，我要深深感谢我的妻子乔迪·斯葛斯特，我的父亲吉姆·贾克布。他们鼓励我一路走来，耐心地检查原稿的每个章节，并反馈许多宝贵的建议。没有他们的帮助，我不可能完成这本书。

图书在版编目（CIP）数据

关灯就睡觉：哈佛医学院高效睡眠指南 /（英）格雷格·D.贾克布（Gregg D. Jacobs）著；杨小虎，刘欢，朱宁译. -- 重庆：重庆大学出版社，2021.8（2024.3重印）

（鹿鸣心理. 心理自助系列）

书名原文：SAY GOOD NIGHT TO INSOMNIA: The Six-Week，Drug-Free Program Developed At Harvard Medical School

ISBN 978-7-5689-2873-1

Ⅰ.①关… Ⅱ.①格…②杨…③刘…④朱… Ⅲ.①睡眠—基本知识 Ⅳ.①R338.63

中国版本图书馆CIP数据核字（2021）第136799号

关灯就睡觉：哈佛医学院高效睡眠指南

GUANDENG JIU SHUIJIAO: HAFOYIXUEYUAN GAOXIAO SHUIMIAN ZHINAN

［英］格雷格·D. 贾克布（Gregg D. Jacobs） 著
杨小虎 刘 欢 朱 宁 译

鹿鸣心理策划人：王 斌
策划编辑：敬 京
责任编辑：敬 京 刘秀娟
责任校对：刘志刚

重庆大学出版社出版发行
出版人：陈晓阳
社址：（401331）重庆市沙坪坝区大学城西路21号
网址：http://www.cqup.com.cn
重庆市正前方彩色印刷有限公司印刷

开本：890mm×1240mm 1/32 印张：7.875 字数：177千
2021年8月第1版 2024年3月第4次印刷
ISBN 978-7-5689-2873-1 定价：46.00 元

本书如有印刷、装订等质量问题，本社负责调换
版权所有，请勿擅自翻印和用本书制作各类出版物及配套用书，违者必究

SAY GOOD NIGHT TO INSOMNIA：The Six-Week, Drug-Free Program

Developed At Harvard Medical School

By Gregg D.Jacobs，Ph.D.

Copyright © 1998 by Gregg D.Jacobs

Preface copyright: © 2009 by Gregg D.Jacobs

Published by arrangement with Henry Holt & Company，New York

Through Bardon-Chinese Media Agency

Simplified Chinese translation copyright © 2021

By Chongqing University Press Limited Corporation

ALL RIGHTS RESERVED

版贸核渝字（2019）第 064 号